“北大医学”研究生规划教材

公共卫生博士（DrPH）系列教材
总主编　李立明

公共卫生实施性研究

主　编　马　军　宋　逸

副主编　董　彬

编　委（按姓名汉语拼音排序）

董　彬（北京大学公共卫生学院）
冯天舒（北京大学公共卫生学院）
何鲜桂（上海市眼病防治中心）
黄国英（复旦大学附属儿科医院）
李佳欣（北京大学公共卫生学院）
李榴柏（北京大学公共卫生学院）
马　军（北京大学公共卫生学院）
庞　冬（北京大学护理学院）
宋　逸（北京大学公共卫生学院）
陶芳标（安徽医科大学公共卫生学院）
吴　丹（南京医科大学公共卫生学院）
星　一（北京大学公共卫生学院）
邢唯杰（复旦大学护理学院）
杨　杪（复旦大学附属儿科医院）
钟盼亮（北京大学公共卫生学院）
朱贝贝（安徽医科大学公共卫生学院）

北京大学医学出版社

GONGGONG WEISHENG SHISHIXING YANJIU

图书在版编目（CIP）数据

公共卫生实施性研究 / 马军，宋逸主编．—北京：北京大学医学出版社，2024.5

ISBN 978-7-5659-3115-4

Ⅰ．①公…　Ⅱ．①马…②宋…　Ⅲ．①公共卫生－研究　Ⅳ．①R126.4

中国国家版本馆CIP数据核字（2024）第059565号

公共卫生实施性研究

主　　编： 马　军　宋　逸

出版发行： 北京大学医学出版社

地　　址：（100191）北京市海淀区学院路38号　北京大学医学部院内

电　　话： 发行部 010-82802230；图书邮购 010-82802495

网　　址： http://www.pumpress.com.cn

E-mail： booksale@bjmu.edu.cn

印　　刷： 北京溢漾印刷有限公司

经　　销： 新华书店

责任编辑： 郭　颖　　**责任校对：** 靳新强　　**责任印制：** 李　啸

开　　本： 850 mm × 1168 mm　1/16　　**印张：** 6.25　　**字数：** 170千字

版　　次： 2024 年 5 月第 1 版　2024 年 5 月第 1 次印刷

书　　号： ISBN 978-7-5659-3115-4

定　　价： 35.00元

本书由

北京大学医学出版基金资助出版

丛书序

三年新冠疫情防控经历再次证明，公共卫生不仅关系公众的健康和健康中国战略目标的实现，更关系着经济社会发展、公共安全和国际政治格局的变化。公共卫生学院是公共卫生专业人才培养基地和科技创新重要发源地，对健全我国公共卫生服务体系和提升公共卫生服务能力至关重要。2020 年 6 月 2 日，习近平总书记在专家学者座谈会上提出“要建设一批高水平公共卫生学院，着力培养能解决病原学鉴定、疫情形势研判和传播规律研究、现场流行病学调查、实验室检测等实际问题的人才”，要培养一批能够“一锤定音”和“顶天立地”的应用型公共卫生人才。公共卫生博士专业学位教育就是在这样的背景下应运而生的。北京大学和西安交通大学早在 2017 年就开始了公共卫生专业博士学位的培养试点工作，进行了积极有益的尝试。国家教育部、卫生健康委员会于 2020 年启动了高层次应用型公共卫生人才培养创新项目，全国 10 所公共卫生学院和国家疾病预防控制中心经过公平竞争进入了该项目。我国公共卫生专业博士培养工作也正式进入了实践阶段。

公共卫生教育是职业教育（professional education），是“干中学”（learning by doing）的专业，是应用型很强的专业。所以，公共卫生专业博士学位的培养就成为我国公共卫生学位教育的重要组成部分。公共卫生教育改革发展的关键环节是针对教育需求和教学对象，关注课程设置、教材建设、教学实践和师资队伍建设。而教材建设就是其中重要的环节之一。本次由北京大学主导的公共卫生博士（doctor of public health，DrPH）系列教材建设，一个突出的特点就是明晰了与科学学位博士研究生教育的区分度，重点关注公共卫生的现场环节、实践环节和应用环节。第一批出版了 8 部教材，包括《中国公共卫生》《传染病预防与控制》《重大慢性病预防与控制》《公共卫生实施性研究》《医学科学研究设计》《卫生健康数据库管理与应用》《卫生政策评估》和《循证公共卫生》。教材由一批年富力强的中青年教师骨干和特邀的经验丰富的疾控专家共同编写，相信能够给如火如荼的公共卫生体系改革和高水平公共卫生学院建设带来一缕春风。

作为第一批“吃螃蟹”的人，难免出现这样那样的问题，但是我们毕竟走出了坚实的第一步。希望我们的教材在教学实践中不断完善，在专业学位博士研究生培养中发挥积极的作用。

是为序。

北京大学公共卫生学院　李立明

2024 年 5 月 20 日

前 言

实施性研究（implementation research）旨在填补研究成果与临床实践的空缺，以助力新型卫生保健系统的构建。美国疾病预防与控制中心提出，实施性研究是一个新的学科概念，是研究如何运用一系列策略将基于证据、促进公共健康的干预措施整合到实践环境中的研究方法，即利用明确的理论和分析框架，确保干预研究的质量和严谨性。因此，实施性研究与循证医学（evidence-based medicine）、循证实践（evidence-based practice）和真实世界研究（real world study）有着千丝万缕的联系，但又有其独特的内涵。世界卫生组织认为，“在实施过程中，明确哪些干预措施有效，分析实施成功或失败的原因，确认实施成功的方法，为了达到最优的实施效果，相同的干预内容需根据不同的实践环境制订不同的实施策略，这是实施性研究的特殊性所在”。

近 20 年来，国际上实施性研究发展较快，涉及领域广泛，已从经验驱动转向依据理论、模型和框架（TMFs）进行指导，体现了人们越来越认识到 TMFs 对于理解和解释复杂实施过程和结果的重要性。同时，实施性研究的成果也开始被学界认为与科学发现同样重要。在国内，实施性研究起步较晚，且多见于护理领域，公共卫生领域近年来也有所涉及，特别是在慢性非传染性疾病的防控研究方面。本书内容主要服务于公共卫生领域的实践者、专业人员和相关政策制定者。全书共分六章：第一章介绍实施性研究的概念；第二章剖析实施性研究的研究过程；第三章特别以实施性研究中最常应用的实施性研究综合框架为例，全面叙述实施性研究的设计和评价；第四章分析实施性研究方案的制订过程；第五章阐明实施性研究中的推广；第六章解读实施性研究结果的报告。

本书纳入了国际上典型的实施性研究案例，以及由中国科学家主导的最新实施性研究成果，希望本书能够增强公共卫生专业人员对实施性研究的理解和认识，有意识地在具体公共卫生实践工作中将基于循证的高质量证据和干预措施进行转化，并在实施过程中使用适宜的 TMFs，明确所面临的障碍和促进因素，特别是在资源有限的环境中如何通过优化实施过程促进健康公平，达到理想的实施效果，从而实现人人享有健康的最终目的。

本书是面向公共卫生实施性研究的指导用书，编者团队集合了国内从事实施性研究的诸多学者，体现了他们在实施性研究领域中创新性的贡献。当前实施性研究正处于蓬勃发展阶段，不断涌现出新的 TMFs，目前在使用的已经超过 100 种，应用范围日益广泛，其理论覆盖学科包括但不限于实施科学、健康行为学、组织管理学、社会学、商学等。本书旨在弥合科学发现，特别是基于循证的医学科学成果与真实世界中科学实施之间的鸿沟，为构建中国式现代化公共卫生服务体系、促进健康公平、实现健康中国助力。疏漏之处，敬请谅解。

马 军 宋 逸

2024 年 1 月

目 录

第一章　实施性研究概论 …… 1

第一节　实施性研究的定义及重要概念 …… 2

一、实施性研究的定义 …… 2

二、实施性研究中的重要概念 …… 3

第二节　实施性研究在公共卫生实践中的重要性 …… 3

第三节　实施性研究的“研究－实施循环” …… 4

第二章　实施性研究的研究过程 …… 6

第一节　明确“知而不行”的实践问题及其成因 …… 6

第二节　识别适合实际情况的循证政策和干预措施 …… 8

一、情境分析 …… 8

二、知识合成 …… 9

第三节　政策和干预措施的预试验 …… 13

一、干预措施适应性指南的步骤 …… 14

二、社会有效性评估 …… 15

第四节　干预措施的评价 …… 17

一、评价步骤 …… 17

二、评价指标 …… 19

第五节　政策和干预措施的推广 …… 20

第六节　选择调整和优化循证干预措施实例 …… 21

一、实施问题与循证干预措施背景 …… 21

二、研究方法 …… 22

三、结果分析 …… 24

四、总结优势与不足 …… 26

第三章　实施性研究综合框架 …… 28

第一节　干预措施的特征 …… 30

一、干预措施来源 …… 30

二、证据的强度和质量 …… 30

三、相对优势 …… 30

四、适应性 …… 31

五、可试用性 …… 31

六、复杂性 …… 31

七、设计质量和集成 …… 31

八、成本 …… 32

第二节　外部环境 …… 32

一、患者需求和资源 …… 32

二、干预机构协作网络 …… 33

三、同行压力 ……33
四、外部政策和激励措施 ……34
第三节 内部环境 ……34
一、干预机构的结构特征 ……34
二、网络和沟通 ……34
三、干预机构的内部文化 ……35
四、实施环境 ……35
第四节 个体特征 ……36
一、个体的干预相关知识和信念 ……36
二、自我效能 ……36
三、个体的干预实施步骤 ……36
四、个体对干预机构的认同 ……37
五、其他个体特征 ……37
第五节 干预过程 ……37
一、制订研究计划 ……37
二、招募研究个体 ……38
三、实施干预计划 ……38
四、干预的反馈和评价 ……38
第六节 干预措施实施推广的促进因素和阻碍因素评价实例 ……40
一、干预措施介绍 ……40
二、研究方法 ……41
三、结果分析 ……43
四、总结优势与不足 ……46
第七节 更新版实施性研究综合框架简介 ……47
附录1 STORM试验参与学校项目分管负责人访谈提纲 ……52
附录2 STORM试验参与学校一线教师访谈提纲 ……52

第四章 实施性研究方案的制订 …… 54
第一节 研究方案规范化 ……54
一、研究方案规范化的策略 ……55
二、研究选题和方案内容的规范化 ……55
第二节 实施手册的编写 ……56
一、实施前 ……56
二、实施 ……58
三、实施后 ……60
第三节 实施性研究研究方案分析实例 ……61

第五章 实施性研究中的推广 …… 64
第一节 推广的理论框架与实施原则 ……64
一、推广的定义 ……64
二、推广的理论框架 ……64
三、推广的框架要素 ……65
四、推广策略的选择 ……66
五、实施推广应遵循的原则 ……67
第二节 设计推广的步骤 ……67
一、设计行动计划以增加创新方法的可推广性 ……67
二、增强用户组织实施推广创新方法的能力 ……68
三、评估外部环境并设计行动计划，增加推广成功的可能性 ……69
四、增强资源团队的能力以支持推广 ……69
五、做出策略选择，以支持纵向推广（制度化） ……70
六、做出策略选择，以支持横向推广（扩展/复制） ……72
七、确定如何多样化推广 ……73
八、设计行动计划，促进自发性推广 ……73
九、完成推广策略，思考下一步计划 ……74
第三节 政策实施推广的效果评价实例 ……75
一、政策介绍 ……75
二、推广策略 ……75
三、结果分析 ……76

四、总结优势与不足 ……………………77
五、小结 ……………………………………77

第六章 实施性研究结果的报告………… 79
第一节 实施性研究的报告规范介绍 …79
一、StaRI 的制订过程 ……………………79
二、StaRI 的应用范围 ……………………80
第二节 实施性研究的报告规范解读 …80
一、StaRI 清单的内容 ……………………80
二、StaRI 清单的解读 ……………………81
三、小结 ……………………………………86

第一章

实施性研究概论

◎ 学习目标

1．了解实施性研究的定义。
2．理解实施性研究对公共卫生实践的重要性。
3．掌握实施性研究的“研究 - 实施循环”。

国际及国内已经证实行之有效针对疾病防控的生物医学成果和公共卫生措施极多，但是如何推广、应用这些成果和措施，切实提高人群健康水平，是目前全球面临的严峻问题。有研究估计，如果可以大规模、有效实施现在已经被证实可降低宫颈癌、直肠癌和肺癌风险的措施，其相关死亡率可分别降低 90%、70% 和 95%。若大力实施能有效预防和管理母婴群体中危及生命的并发症，其死亡率则可以大幅降低 40%。故有相关政策专家提出，若能将大量投入到研发更为高端的设备或治疗药物的经费合理分配一部分至公共卫生措施的实施和交付，则卫生体系的投入回报比可得到明显改善。

然而，遗憾的是，循证干预措施（evidence-based interventions，EBIs）平均需要 17 年才能纳入公共卫生的实践指南。即使是这样，该估计实际上仍是一个乐观推测，因为只有约一半的循证干预措施最终进入指南，能得到广泛的应用。故知行鸿沟（know-do gaps，即有有效的干预措施但与实际执行存在差距）问题严峻。为解决这一问题，提高循证干预对人群健康和公共卫生的影响，实施科学（implementation science）应运而生。实施科学旨在以研究应用、实施和推广循证干预措施的影响因素，开发、检验有效的实施策略（implementation strategies），提高循证干预措施的实施效率为手段，加速研究证据向实践（evidence-based practices）的转化。实施科学尝试回答的问题包括为何循证干预措施能（或不能）得到运用（即 delivery of EBIs，循证干预交付），以及在何时、何地、何种情况下能更高效、更长久地运用这些措施，与既往发现或开发（discovery or development）某试剂、药物或措施是否有效的研究有较大区别。

当实施科学作为一门新兴学科刚出现时，也有学者质疑研究循证干预措施的实施本身是否有足够必要性单独成立一门学科。Durlak 和 DuPre 等学者为回答这一问题，在 2008 年针对儿童青少年的健康干预和促进领域做了一次全面的、跨越30年文献的系统综述和荟萃分析，该综述和分析纳入的研究集中在真实世界中非专业科研人员对循证干预措施的运用，其结果提示，对干预措施或健康项目的实施过程进行监测和评估可显著改善项目本身带来的各项健康结局。还有不少其他学者得出的结论也大同小异，从而肯定了实施科学作为一门独立学科发展的必要性。

第一节　实施性研究的定义及重要概念

一、实施性研究的定义

实施性研究（implementation research）是指促进系统地将研究结果和其他循证实践提升为常规实践的科学研究方法，以提升卫生服务和保健的质量和效果。这个领域涵盖的范围比传统临床研究更广泛，不仅关注受干预者，还关注卫生服务提供者、医疗机构以及卫生服务政策制定者。因此，实施性研究的开展需要跨学科的研究团队，包括一些临床试验中的非常规成员，例如卫生服务研究人员、经济学家、社会学家、人类学家、组织管理科学家等；还包括研究合作伙伴，如行政人员、一线临床医生和患者等。

实施性研究可以考虑实施的任何方面，包括影响实施的因素、实施的过程、实施的结果、如何将可能的解决方案纳入卫生系统、如何促进其大规模应用及其可持续性。

实施性研究旨在真实世界（real world）的状况下去理解和研究，而不试图通过控制或去掉一些条件对因果关系的影响。这就意味着，研究会直接在接受干预的目标人群中进行，而不对目标人群进行筛选（如只选择健康的志愿者或者排除有并发症的患者等）。

在实施性研究的规划阶段，研究者通常需要识别当地卫生健康的政策需求，了解组织结构和当前所掌握的资源，以明确哪些是可以实现的。在实施过程中，需要研究者能认识到实施方案与现实情况间的差别，确定实施方案，并识别实施过程中的诱发因素、有利因素、强化因素等，以确保实施项目能够顺利进行。工作开展后，研究者还应该及时、准确地进行评估，通过生活方式、环境、健康状况、生活质量等多维度指标的改变情况，判断是否达成了目标（图1-1）。

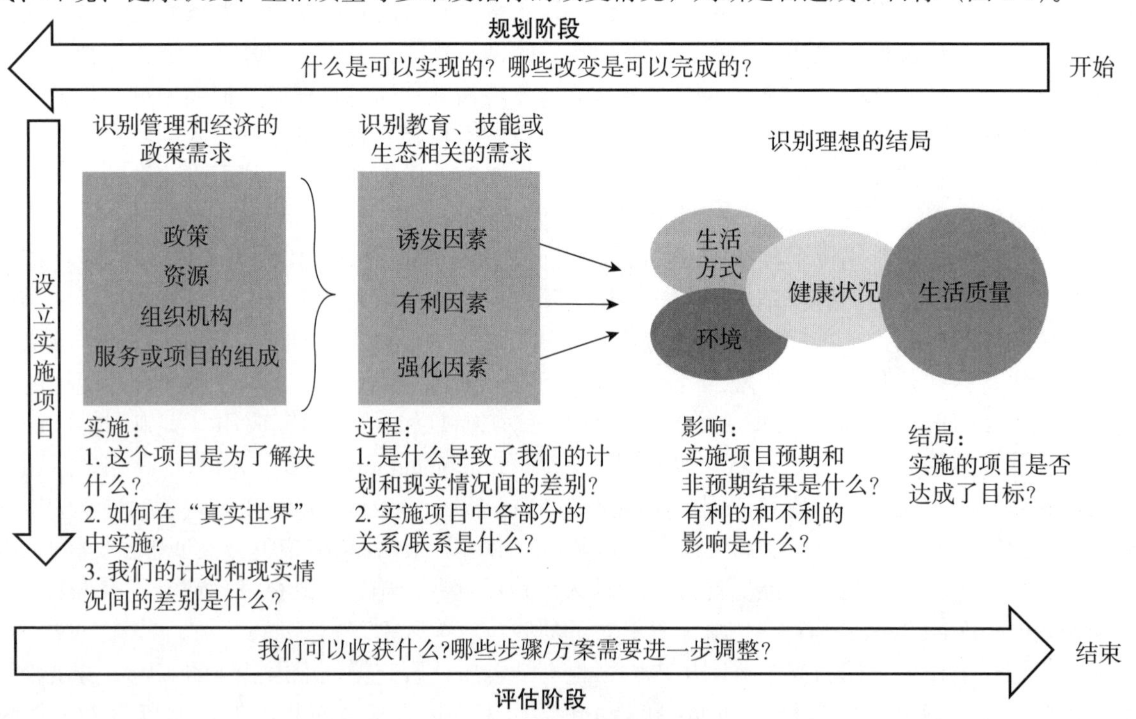

图1–1　实施性研究的步骤

二、实施性研究中的重要概念

表 1-1 中列举了实施性研究中关键的概念。

表 1-1　实施性研究中关键的概念

术语	概念
实施（implementation）	将政策或干预措施付诸实践的一系列特定行动
实施者（implementers）	负责实施过程管理的个人或小组，如：政策制定者、卫生专业人员、社区组织
卫生服务接受方（consumers）	干预、计划或政策的目标群体，如非传染性疾病发病风险高的人群
实施环境（context）	政策或干预措施实施的环境，包括利益相关者，社会、经济和政治环境，地理环境，流行病学背景
可接受性（acceptability）	执行利益相关方认为实施方案是可接受的或令人满意的
适应性（adaptation）	对干预措施的设计或实施进行思考并有意识地修改，目的是提高其在特定环境中的适应性或有效性
采用（adoption）	根据实施方案采取行动
恰当性（appropriateness）	对于特定的实践环境、实施者或接受者而言，所感知到的实施方案的适合性、相关性或兼容性
覆盖面（coverage）	接受对象或目标人群多大程度上实际接受了重要的干预措施
终止实施（deimplementation）	减少或停止实施无效的、未经证实的、有害的、过度使用的或不适当的实施方案、服务或措施
决定因素（determinants）	阻碍或促进实施方案在目标环境中实施、推广的因素
传播 / 扩散（dissemination）	有针对性地向特定的公共卫生、临床实践或公众受众散布信息或分发干预材料
基于证据的干预（evidence-based intervention ）	在一项或多项精心设计的研究中发现能有效改善健康行为、健康结果或健康相关环境的计划、实践、原则、程序、产品、政策
外部有效性（external validity）	一项研究结果可推广到其他人群或不同环境的程度
可行性（feasibility）	在特定环境中成功应用实施方案的程度

第二节　实施性研究在公共卫生实践中的重要性

从历史上看，这种从研究转化为实践的差距并非医学学术研究者的主要关注内容。传统的成功学术案例主要支持对高度选择性的、通常以学术医学中心为基础的人群进行描述性或基于机制的研究和干预，并将结果发表在理想的高质量学术期刊上。对于很多传统的医学研究者而言，其研究发现能否最后转化为公共卫生政策，他们并不关心；但对于公共卫生研究人员而言，将研究获得的知识转化为有价值的公共卫生政策，并对政策实施效果进行评价和改进，是公共卫生研究和实践的重要内容。从研究成果到实践应用之间尚存在巨大鸿沟。在进行公共卫生实践时不仅需要以可及的最佳科学证据为依托，还要与利益相关者的价值观、可利用的资源和环境组织背景相契合，即在真实的实践环境中实现公共卫生干预措施的有效传播和实施（图 1-2）。

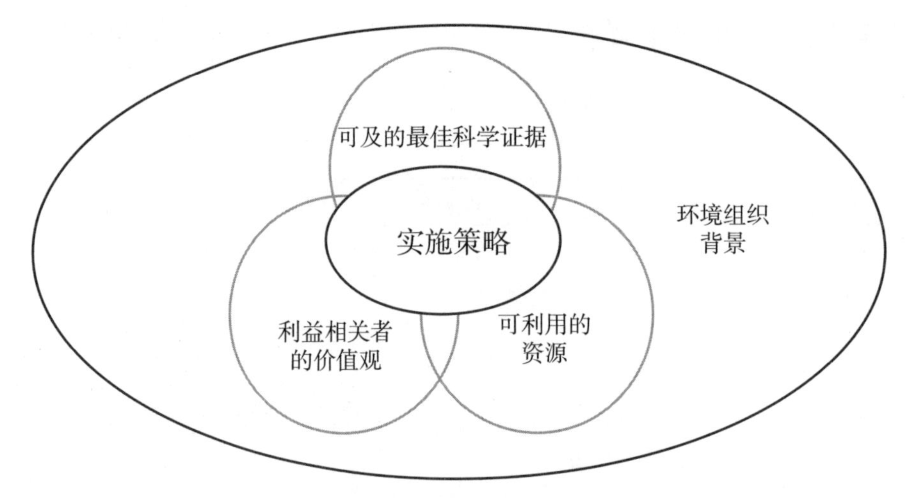

图 1-2　循证公共卫生实施策略的影响因素

在实施一项干预项目或公共卫生政策时，阻碍因素可以出现在各个环节，导致经过循证的干预方法在应用到现实环境时，出现无法达到预期效果的情况。现实中的许多因素会阻碍循证成果的应用，包括一线服务提供者相互矛盾的服务项目，知识、技能和资源的匮乏，以及研究证据与实际操作的优先等级不一致等。

因此，需要有更具针对性的策略促进经过循证的干预措施或政策应用于日常公共卫生服务，而实施性研究正是为满足这一需要而建立和发展的。

实际上，实施性研究是一门研究如何优化实施过程、推广有效干预策略、评估影响，以及如何长期维持这些策略的科学。值得注意的是，实施性研究可能弥合知行鸿沟。

第三节　实施性研究的“研究 - 实施循环”

虽然目前有许多理论和模型被用以描述实施性研究的过程，但大致而言，实施性研究的整体流程可概括为一个逐步展开的循环过程（图 1-3）。

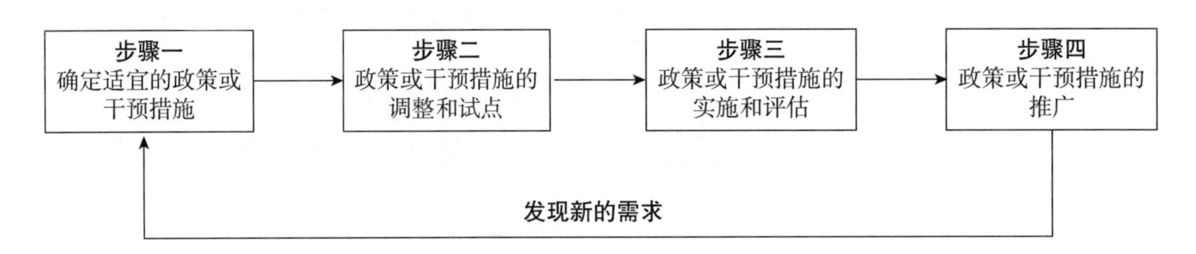

图 1-3　实施性研究循环过程示意图

步骤一：与主要利益相关方合作，确定具体的卫生需求，评估目前针对某问题认知到的与实践中的差异（知而不行）。检索、寻找并确定适宜的政策或干预措施，以解决该问题。

步骤二：根据实际情况，调整选择的政策或干预措施，使之适用于当地环境，并进行预实验。

步骤三：对政策或干预措施预实验进行评估。

步骤四：根据结果调整实施方案，对调整后的政策或干预措施进行推广实施，评估干预效果。

最后再返回步骤一，发现新的需求并重新开始循环。

在实际工作中，由于受到利益相关者、资源可及性、环境因素的共同影响，从确定需求（步骤一）到实施推广（步骤四）之间并非坦途，相邻两步或间隔的两步之间可能需要来回往复。

参考文献

1. Blue R P，Jacks T，Jaffee E，et al. Cancer Moonshot Blue Ribbon Panel Report 2016. Bethesda，MD：National Cancer Institute，October 17，2016. https：//www.cancer.gov/research/key-initiatives/moonshot-cancer-initiative/blue-ribbon-panel/blue-ribbon-panel-report-2016.pdf
2. Gülmezoglu A M，Lawrie T A，Hezelgrave N，et al. Interventions to Reduce Maternal and Newborn Morbidity and Mortality. In：Black RE，Laxminarayan R，Temmerman M，Walker N，eds. Reproductive，Maternal，Newborn，and Child Health：Disease Control Priorities，Third Edition（Volume 2）. Washington（DC）：The International Bank for Reconstruction and Development / The World Bank；April 5，2016.
3. Woolf S H，Johnson R E. The break-even point：when medical advances are less important than improving the fidelity with which they are delivered. Ann Fam Med，2005，3（6）：545-552.
4. Durlak J A，DuPre E P. Implementation matters：a review of research on the influence of implementation on program outcomes and the factors affecting implementation. Am J Community Psychol，2008，41（3-4）：327-350.
5. 陈文嘉，徐东，李慧，等. 实施科学理论的分类与介绍 . 中国循证医学杂志，2020，20（8）：986-992.
6. 屈智勇，郭帅，张维军，等. 实施科学对我国心理健康服务体系建设的启示. 北京师范大学学报（社会科学版），2017（2）：29-36.
7. Theobald S，Brandes N，Gyapong M，et al. Implementation research：new imperatives and opportunities in global health. Lancet，2018，392（10160）：2214-2228.
8. 全球慢性病联盟中 - 加抑郁研究团队. 推进实施性研究在中国公共卫生领域的应用. 中华预防医学杂志，2020，54（1）：8-12.

（马 军 董 彬 吴 丹 冯天舒）

第二章

实施性研究的研究过程

◎ 学习目标

1．了解实施性研究的研究过程。
2．理解公共卫生实践中实施性研究的研究过程。

实施性研究是一种应用性研究方法，旨在解决实际问题和提高实践水平。它通常遵循一定的过程有序地进行。这一过程应包括确定问题、确定目标和目标受众，确定适宜的政策或干预措施，政策和干预措施调整和预实验，政策和干预措施的实施评估，以及政策和干预措施的推广等。鉴于实施性研究需要与实践场景紧密结合，研究人员需要与现场实践者和政策制定者密切合作，共同实施研究计划和干预措施。研究结果不仅需要经过学术界的审查和验证，还需要在实践中得到验证，以确证它们是否有效、可操作和具有可推广性。整个实施性研究的研究过程通常是一个不断迭代、不断优化的过程，旨在提高政策和干预措施的效果和可持续性。

在公共卫生工作中，实施性研究同样也围绕“研究 - 实施循环”展开，大致依据以下步骤进行：①明确“知而不行”的实践问题及其成因；②识别适合实际情况的循证政策和干预措施；③政策和干预措施的预实验；④政策和干预措施的评价；⑤政策和干预措施的推广。

第一节　明确“知而不行”的实践问题及其成因

明确实施科学的问题，即先明确是否有“知而不行”的问题存在。“知而不行”意指现实实践与循证干预措施之间的差距，故该定义的前提是针对某一具体临床或公共卫生领域方面的问题，已经存在比较确切、有效的干预措施（如 WHO 的综合预防儿童溺水措施或系统综述已发现的有效干预措施），而实际践行却存在差距，这一差距即为“知而不行”的实践问题。需要注意，这一问题可能涉及多方面、多部门、多利益相关者的实施问题，故有可能是单方面的、简单的“知而不行”问题，也有可能是一系列、复杂的“知而不行”问题。

实例一

预防糖尿病

研究目的：这个实例说明如何通过情境分析来评估糖尿病预防项目的实施必要性。通过情境分析，为将欧洲、美国和澳大利亚的糖尿病防控规划转变为适合当地环境的政策奠定基础。

研究题目：针对非传染性疾病预防控制政策/干预措施的情境分析。

健康问题：2型糖尿病。

地理环境：Trivandrum region in Kerala，India（印度喀拉拉邦）。

目标人群：糖尿病高危人群。

背景：喀拉拉邦是2型糖尿病的高发地区，部分区域成年人的糖尿病患病率达20%。

实例中，喀拉拉邦糖尿病防控规划（Kerala Diabetes Prevention Program，KDPP）是在喀拉拉邦糖尿病高发的农村地区开展生活方式干预措施。该计划主要在当地社区开展系列同伴教育（peer-led sessions）活动，以减少糖尿病发病风险。同伴中的领导者在经过糖尿病预防和促进小组的培训后，在社区内组织小组会议。旨在普及高危人群糖尿病知识和提高预防策略的认知水平，同时开展一些全社区参与的活动（如瑜伽、散步和园艺活动），帮助参与者实践在小组会议中学到的内容。具体步骤如下。

首先，明确利益相关者和需要评估的实施科学问题。利益相关者指与该措施实施直接相关的人员。在考虑谁是重要利益相关者时，需要深思熟虑实施某干预措施可能会影响到哪些人群或他们会如何影响实施过程和效果，利益相关者要有充分代表性和多样性，以免遗漏重要相关环节和信息。

若为一系列的实施问题，可对其优先级进行排序，优先级排序可根据以下问题综合进行：①这些实践问题对主要利益相关者的重要性程度如何？②是否已有相关指南或最优证据（见本章第二节内容）？③是否有基线数据评估摸底现行的实践状况、问题普遍程度和严重性？④利益相关者对此问题的关注程度如何、有多大兴趣和意愿改变现状？⑤有无相关带头人和足够的行政支持？⑥机构内、地区甚至全国是否有相关指导意见或者政府文件号召？⑦可行性、适宜性和可能的影响力如何？

随后，检索、收集并评估适宜的循证干预措施（详见本章第二节内容）。理想状态下，循证证据/政策可来自临床指南、推荐、系统综述荟萃分析等证据强度较高的文献，但若不存在以上证据，则可根据证据金字塔遴选相对较优的干预措施/方案。若无任何相关循证干预措施，则需谨慎考虑投入过多的人、财、物等资源。如实例中，项目实施者收集了印度和其他地区既往关于糖尿病流行与控制的研究，调查了喀拉拉邦和印度发布的糖尿病防控相关政策和项目文件，并与当地利益相关者合作，收集了糖尿病高危人群对糖尿病防控措施的态度和建议，这一步骤也需与利益相关方合作完成。

接下来，审视现有的干预措施或政策实施状况，并对比循证干预措施/政策寻找差距，这一过程要求设定实施问题的评估指标并收集数据，以分析问题严重程度。可从个人层面、机构层面、社区或人群层面、系统层面的实践问题进一步分解剖析某一实施问题。在明确实施问题后，需进一步收集数据，尽可能客观评估这一实施问题，如应该包含哪些类型的评估指标（健康结局指标、实施过程指标）、应用何种具体指标评估该问题的普遍性和严重性、收集数据的工具和方法等。

同时，分析以上实施问题为何存在。通常这些成因也是多方面、多维度的，涉及个人、机构、社区以及系统层面的因素。实施过程决定因素框架（如实施性研究综合框架，Consolidated

Framework for Implementation Research，CFIR）可指导相关影响因素的分析，并提出相应策略解决实施障碍。

第二节　识别适合实际情况的循证政策和干预措施

通常，在选择和实施一个政策 / 干预措施之前，首先要确定其在当地是否有必要，同时需明确是否有足够的高质量证据证明，在当地环境下，该政策或干预措施可能是有效的。

在实施性研究中，“识别适合实际情况的循证政策和干预措施”意味着基于已有的最佳证据，选择最适合解决具体问题和应对现实挑战的政策和干预措施。该步骤能够确保政策和干预措施是基于最新的和最可靠的证据，并且考虑了具体环境和目标人群的特征和需求。只有适合实际情况的政策和干预措施，才能在实践中产生显著的影响，并达到预期的效果。在实施性研究中，“识别适合实际情况的循证政策和干预措施”的重要性在于它可以确保政策和干预措施的有效性和实用性。实施性研究旨在寻找解决现实问题的最佳方法，而这需要根据可靠的证据来确定适当的政策和干预措施。通过识别适合实际情况的循证政策和干预措施，可以确保政策和干预措施的可行性和有效性，并为实践提供指导。同时，也可以减少不必要的资源浪费和不必要的干预，提高政策和干预措施的成功率，从而为公众带来更多的实际利益。

在实践中，识别适合实际情况的循证政策和干预措施需要多方面的信息，包括已有的系统性评价和元分析结果、具体问题的背景和特点、可行性和可接受性等方面。这个过程需要综合考虑这些信息，并与利益相关者进行讨论和协商，以确定最佳的政策和干预措施。

在识别适合实际情况的循证政策和干预措施过程中，应注意：

（1）基于实证证据：政策和干预措施应该基于可靠的实证证据，包括系统综述、荟萃分析、随机对照试验等高质量研究的结果。在选择政策和干预措施时，应该考虑证据的质量和可靠性。

（2）考虑实际情况：政策和干预措施应该考虑到当地的文化、社会、经济、政治和制度等实际情况。在确定政策和干预措施时，应该考虑到当地的特殊环境和社会背景。

（3）多方参与：政策和干预措施的识别和选择应该是一个多方参与的过程，需要协调各个利益相关方的意见和建议。可以通过召开会议、征求专家意见、开展调查等方式，促进多方参与和合作。

（4）反复循环：政策和干预措施的选择和识别应该是一个反复循环的过程。在实施政策和干预措施的过程中，需要不断地进行监测和评估，并根据实际情况进行调整和改进，以确保政策和干预措施的有效性和可持续性。

在识别适合实际情况的循证政策和干预措施过程中，情境分析和知识合成是至关重要的步骤。以上两个步骤可以帮助研究者更好地理解当地的需求和局限性，同时确定最适合的干预措施，并在实施和推广干预措施时更好地适应本地的情况。

一、情境分析

情境分析（situation analysis）是指通过对本地区的社会、文化、经济、政治和环境等方面的调查和分析，以及对利益相关者的访谈和意见收集，了解干预措施实施的背景、可行性和可接受性。其目的在于确定政策 / 干预措施的必要性。

情境分析是实施性研究中识别适合实际情况的循证政策和干预措施的重要步骤之一，它是一种系统化的方法，旨在评估实施干预措施的背景、目标、对象、利益相关者以及干预措施的可行性和可接受性。情境分析可以帮助决策者和实施者更好地了解目标群体的需求和期望，优化干预措施的设计和实施，增强干预措施的可接受性和可持续性。同时，情境分析也可以减少干预措施的风险和负面影响，提高干预措施的效果和成本效益。

情境分析在公共卫生工作中具有重要意义，特别是在设计和实施干预措施的过程中。公共卫生工作涉及广泛的人群和复杂的环境，情境分析可以帮助公共卫生决策者和实施者更好地了解目标群体的需求和期望，优化干预措施的设计和实施，提高公共卫生干预措施的效果和成本效益。此外，情境分析还可以为公共卫生工作提供更加精准的信息支持，帮助公共卫生工作者在复杂的环境中做出更加明智和有效的决策。

在进行情境分析时应注意：①情境分析是实施性研究中识别适合实际情况的循证政策和干预措施的重要过程；②情境分析包括对研究问题和背景、目标群体、政策和法规、资源等方面的考虑和评估；③情境分析需要从社会、经济、文化、环境等多个方面分析，以全面了解问题的本质；④情境分析需要基于实地考察、问卷调查、专家咨询等方法进行数据收集和分析，以获得充分的信息；⑤情境分析结果可以帮助决策者制定适合当地实际情况的公共卫生政策和干预措施，提高其实施效果和效率。

情境分析的第一步是建立一组利益相关者，其中包括实施者、潜在消费者和其他适当的团体。建立该小组的确切时间及其组成取决于当地情况；在某些情况下，进行情境分析的人员已经完成了有关该主题的工作，并且可能已经形成一个小组。随后利益相关小组应参与信息的交流和梳理，如讨论卫生问题，整理和讨论与该卫生问题相关的环境因素、行为因素和个人因素等。这个阶段有助于识别哪些因素是可改变的，并且可以优先考虑作为政策和干预措施的目标。利益相关小组还需讨论和明确预期产出，例如目标人群死亡率、发病率或患病率影响因素流行的变化。

总的来说，情境分析可以按照以下步骤进行：①建立利益相关小组；②利益相关小组参与信息的交流和梳理；③确定可改变的因素；④讨论和明确预期产出；⑤分析和总结讨论结果。

在针对第一节中的实例一进行实施性研究时，需要进行情境分析，应按照如下步骤进行。

首先，应建立利益相关小组。在该案例中，研究团队可能已经完成了有关糖尿病的研究工作，并形成了一个小组。该小组包括研究团队、当地居民、救援人员和政府官员等利益相关者。

随后，利益相关小组应参与信息的交流、汇总和梳理。研究团队与利益相关者进行讨论、汇总和梳理，将证据分为三类：①印度或其他地区有关糖尿病流行和控制的既往研究；②喀拉拉邦或印度发布的有关糖尿病预防相关政策或项目文件；③与当地利益相关者（包括消费者）接触并收集新的喀拉拉邦相关定性数据。了解糖尿病发生以及糖尿病流行的相关因素，如行为习惯、教育水平和宣传教育等。

接下来，应确定可改变的因素，并优先考虑作为政策和干预措施的目标。通过与利益相关者的讨论，研究团队确定了可改变的因素，例如提高宣传教育力度、优先考虑作为政策和干预措施的目标。

紧接着，由利益相关小组讨论和明确预期产出。利益相关小组讨论和明确预期产出，例如降低目标人群死亡率、发病率或患病率等。

最后，利益相关小组分析和总结讨论结果，确定可行的政策和干预措施。研究团队分析和总结讨论结果，确定可行的政策和干预措施，例如加强宣传教育，加强监管，将欧洲、美国和澳大利亚的糖尿病防控规划转变为适合当地环境的环境政策等。

二、知识合成

知识合成是指通过收集、评估和整合各种来源的信息和证据，以支持公共卫生政策和干预措施的决策制定。知识合成通常是一个系统、全面和透明的过程，它可以帮助研究人员更好地了解某种疾病或健康问题，以及相关危险因素和干预措施的效果。

知识合成在公共卫生工作中非常重要。它可以帮助公共卫生专业人员、政策制定者和决策者更好地了解卫生问题和健康风险，以及有效干预的最佳方法。通过知识合成，人们可以更好地评估和整合各种信息来源，包括实验研究、观察研究、专家意见和社区反馈等，这有助于更准确地识别最有效的干预措施，并在公共卫生干预方案的制定和实施过程中提高其透明度和可信度。

综上所述，知识合成是公共卫生工作中至关重要的一个环节，它可以帮助研究人员更好地了解健康问题和相关危险因素，并为政策制定者和决策者提供科学依据，以支持有效的公共卫生干预措施的制定和实施。

知识合成主要的工作是整合已有的关于干预措施的循证证据，如系统综述、Meta 分析、单个研究等，以及从实践中获得的经验证据，来确定适合实际情况的干预措施，并进行调整以适应特定情境。仅在一项研究中证明政策或干预措施有效可能会出现问题。很少有研究本身具有足够的说服力来改变政策或实践。实际上，由于偶然或偏见，个别研究甚至可能会产生误导。因此，在进行情境分析并确定健康需求和预期结果后，实施者需要对潜在政策和干预措施进行正式的证据综合。

知识合成往往根据以下步骤进行：①阐述要实施的政策或干预措施的目标；②定义待评估证据的纳入标准；③定义相关证据的检索策略；④检索相关证据；⑤评估发现的证据质量；⑥组合和分析最完整可行的证据集；⑦根据研究的结构化报告做出决定。

（一）阐述要实施的政策或干预措施的目标

知识合成过程中首先要制定合成目标。在制定目标时，通常遵循一种方法——PICO。这四个字母分别代表了“Population”，即“参与人群”，是关于研究人群或受试者的描述；“Intervention”，即“干预措施”，是研究中的干预或处理；“Comparison”，即“对照”，是用于比较干预或处理的对照组或现有的标准；“Outcome”，即“结局指标”，主要是研究的主要结果。

PICO 的重要性在于它提供了一个系统性的方法来明确研究问题，有助于指导研究者寻找最相关的研究文献。通过 PICO 的构建，可以明确研究的参与人群（Population，P）、干预措施（Intervention，I）、比较措施（Comparison，C）和预期结果（Outcome，O），从而帮助研究者更好地理解研究问题、确定研究目标、筛选出符合研究问题的文献，同时也有助于减少主观偏见和随意性的影响。

在公共卫生工作中，PICO 能够帮助研究者和决策者精确地明确研究问题和制定策略，并帮助他们在大量的文献中快速找到相关证据，还能够帮助研究者和决策者在较短时间内明确研究对象的参与人群、干预措施、比较措施和预期结果，从而更加准确地评估预防、治疗和管理方案的效果。

比如在探究手卫生干预措施对医院感染率的影响时，就可以使用以下 PICO 构建研究问题：

参与人群（P）：医院病房内的医护人员和患者；

干预措施（I）：手卫生干预措施，如使用洗手液或消毒剂、佩戴手套等；

比较措施（C）：未使用手卫生干预措施的情况；

预期结果（O）：医院感染率。

然后，可以使用这些关键词来检索相关的研究文献，以便进行知识合成和分析。

（二）定义待评估证据的纳入标准

定义待评估证据的纳入标准非常重要，因为这决定了最终合成的证据的质量和可靠性。明确的纳入标准可以帮助研究者筛选出与研究问题最相关的证据，并排除一些可能不太适用或者存在偏差的研究。如果纳入标准不明确或者不一致，可能会导致合成的证据出现偏差，从而影响最终的结论和推断。此外，纳入标准的明确还有助于提高研究的透明度和可重复性，使得其他研究者可以根据相同的标准进行证据筛选和知识合成，从而获得类似的结果和结论。

在公共卫生领域，定义待评估证据的纳入标准也非常重要。由于公共卫生问题涉及的人群、环境、干预措施等因素非常复杂，因此需要对纳入的证据进行严格的筛选和质量评估，以确保最终的结论和推断是可靠和有效的。同时，公共卫生问题的研究往往涉及大量的证据和文献，如果没有明确的纳入标准，研究者可能会花费大量时间和精力来处理大量的不相关或者低质量的证据，从而影响研究的进展和结果。此步骤要求研究者和决策者决定保留或放弃发现的特定证据。这取决于“合格标准”的选择和定义，这可能需要参考：①研究性质（如具体政策或干预措施）；②研究背景（环境和人群，如成年人、种族）；③研究时间（如曾经、1920 年至今、1990 年至今）；④研究方法（如所有方法、仅经验性的、某些特定研究设计的）；⑤报告语言（如仅限英文、仅限法语、两者皆有）。

（三）定义相关证据的检索策略

在确定了知识合成的目标以及明确了要评估的证据之后，则需要开始制定检索策略。合适的检索策略能够帮助研究者找到最相关、最有用的文献，从而提高知识合成的质量和效率。如果检索策略过于宽泛或不够具体，可能会导致找到大量无关文献，浪费时间和资源，同时也会增加筛选和评估文献的难度；相反，如果检索策略过于狭窄，则可能会错过一些重要的文献，影响知识合成的全面性和准确性。因此应该明确执行检索的详细方法，精确地概述将在数据库中检索哪些术语（在结构化列表中）、如何链接这些术语以及将使用哪些数据库。检索策略应以研究问题为基础，并应详细记录。关键词检索应围绕目标。请谨记，同样的概念可能会以多种方式被提及（例如，自尊可能在其他地方被称为自我价值）。因此，需要检索每一个概念，并列出它们在文献中出现的不同方式，还需要考虑如何链接检索词。在定义相关证据的检索策略时，应注意以下要点：①目标问题的特点：研究者需要充分了解待研究问题的特点，如涉及的参与人群、干预措施、比较措施和结果等，以便设计合适的检索词和关键词组合。②数据库选择：研究者需要选择合适的数据库进行检索，如 PubMed、Embase、Cochrane Library 等。不同的数据库可能覆盖不同的文献来源和类型，因此需要根据目标问题的特点选择适当的数据库。③检索词和关键词组合：研究者需要根据目标问题的特点，选择合适的检索词和关键词组合，包括主题词和自由词。主题词是指数据库预设的词汇，用于描述文献的主题和内容，而自由词则是研究者自己定义的词汇，通常是用于描述特定概念或领域的专业术语。④文献时间范围：研究者需要确定文献的时间范围，一般应包括最新的文献，以确保合成的证据具有最新的临床应用意义。

以下为有助于识别相关证据的关键检索数据库（表 2-1）。

表 2-1　有助于识别相关证据的关键检索数据库

数据库名称	链接
cochrane 图书馆（cochrane library）	http://www.thecochranelibrary.com
乔安娜 - 布里格斯研究所系统综述和实施报告数据库（The Joanna Briggs Institute Database of Systematic Reviews and Implementation Reports）	http://joannabriggslibrary.org/index.php/jbisrir/index
综述摘要数据库（Database of Abstracts of Reviews of Effects）	http://www.crd.york.ac.uk/CRDWeb/HomePage.asp
NICE 证据服务（NICE Evidence Services）	https://www.evidence.nhs.uk
PubMed 健康（PubMed health）	https://www.ncbi.nlm.nih.gov/pubmedhealth
世界卫生组织图书馆数据库（WHO Library Database，WHOLIS）	http://dosei.who.int

（四）检索相关证据（应用检索策略）

检索相关证据是通过检索文献资源，找到与研究问题相关的研究文献。在知识合成的过程中，检索相关证据非常重要，因为它是评估研究问题的相关证据的必要步骤之一。通过检索相关证据，研究者可以确保所评估的证据具有可靠性、有效性和广泛性，从而提高知识合成的质量和可靠性。本阶段使用已确定的选择标准和特定数据库的检索策略来搜索所有相关证据，旨在找到尽可能多的符合纳入标准的文献。如果时间和资源允许，最好由多人独立检索，然后比较确定的证据，以确保检索结果是一致的，并且在检索和证据选择的方式上没有偏倚。

其意义在于确保评估的证据具有可靠性和有效性，减少误差和偏差，并提高知识合成的可靠性和可重复性。通过记录检索策略，其他研究者可以重复检索，从而进一步验证结果的可靠性。

在寻找研究证据时，重要的是确定哪些研究设计能最有效地回答所研究的问题。例如，如果想确定预防或控制疾病的最佳干预类型，随机对照试验的系统综述是最理想的；然而，如果想要了解研究问题的普遍性，那么本地近期的随机抽样调查（或普查）则更为合适。

（五）评估发现的证据质量

评估发现的证据质量是指对纳入知识合成的文献进行质量评估的过程。这个过程旨在确定文献的可信度和可靠性，以决定其对知识合成结论的影响程度。

证据的质量可能差别很大，因此，必须制定明确的证据评估标准，以区分高质量的研究和低质量的研究。评估发现的证据质量的重要性在于，它可以确保知识合成的结论是基于高质量、可靠和可信的证据，从而提高结论的科学性和实用性，帮助决策者做出更好的决策。此外，评估证据质量还可以帮助研究者确定未来的研究方向，填补现有证据缺失的领域。

评估证据质量的方法和标准可以因研究领域和目的而异，但通常需要遵循一定的规则和程序。例如，对于随机对照试验，评估可遵循 Cochrane Handbook 的建议，使用风险偏倚（Risk of Bias，RoB）工具进行评估。对于观察性研究，则可以使用建议、评估、发展和评价的分级（Grading of Recommendations，Assessment，Development and Evaluations，GRADE）工具来评估证据质量。

评估研究质量和相关性时考虑的三个主要方面：①研究的方法学质量；②研究设计与目的的相关性；③研究重点与解决目标问题的相关性。

（六）组合和分析最完整可行的证据集

在知识合成的过程中，“组合和分析最完整可行的证据集”是指将已经筛选出来的高质量证据进行合并和分析，从而得出一个全面而准确的结论。这个过程涉及统计学方法、数据分析和数据可视化等技术，旨在更好地理解和解释研究结果，为决策提供支持。

组合和分析最完整可行的证据集需要考虑不同研究之间的异质性和差异性，以及潜在的偏倚和不确定性。常见的方法包括荟萃分析、元分析和网络荟萃分析等。

组合和分析最完整可行的证据集的重要性在于可以提高决策的准确性和可信度。通过综合分析所有相关证据，可以得出更可靠的结论，从而为实践和政策制定提供更好的指导。此外，这个过程还可以识别和填补当前研究领域的知识空白，提高决策的准确性和可信度，为未来的研究提供指导。

在评估证据后，必须整理和分析所有证据，以确定是否有足够的理由来实施感兴趣的政策或干预措施，该阶段是实施者，特别是政策制定者最感兴趣的阶段。因此要确保以明确清晰的方式提供输出知识合成（如提出政策建议）。

（七）根据研究的结构化报告做出决定

在进行知识合成过程中，对于纳入综合分析中的每一篇研究，需要仔细审查和评估其结构化报告的内容，以便对研究质量进行评估并做出决策。

根据研究的结构化报告做出决定的重要性在于，它可以帮助研究者在综合分析的过程中，准确评估每篇研究的质量，从而做出更适宜的决策。这对于制定公共卫生政策和干预措施具有重要意义，因为只有选择高质量、具有实际应用意义的研究结果，才能保证制定出有效的政策和干预措施。

实例二

在高危人群中采用暴露前预防措施（PrEP）预防人类免疫缺陷病毒（HIV）感染

研究目的：为日后暴露前预防措施（PrEP）干预的广泛推广和实施奠定基础。

研究题目：通过知识合成评估暴露前预防措施（PrEP）的干预效果。

健康问题：危险性行为导致的 HIV 感染。

地理环境：全世界。

目标人群：艾滋病高风险人群（女性）。

背景：截至 2011 年底，全球估计有 3400 万 HIV 感染者。若不制定有效的干预措施，感染人数还将继续增加，其中女性更容易受到异性性传播 HIV 的影响。传统干预措施在预防艾滋病方面效果不佳。必须采用新的方法来预防艾滋病的传播，例如暴露前预防措施（PrEP）。最近，预防性使用抗逆转录病毒药物（替诺福韦和恩曲他滨的复方制剂；TDF/FTC）来预防 HIV 的性传播已显示出巨大的前景。动物研究表明，每天或间歇使用 TDF/FTC 可以利用病毒的早期脆弱性，有效预防 HIV 感染。

对本实例进行知识合成，在 PubMed、EMbase、Ovid、Web of Science、Science Direct、万方、CNKI 及相关网站上进行全面的计算机文献检索，以收集相关文章（从其建立日期至 2013 年 8 月 30 日）。检索关键词为“暴露前预防”“高危人群”“HIV 感染”“减少”“相对风险”和“疗效”。纳入了所有评估 PrEP 在高危人群中预防 HIV 感染效果的随机对照试验（RCT）。研究的干预措施是在 HIV 暴露前或 HIV 暴露期间连续每天或间歇性服用单药或复合抗逆转录病毒药物（ARV），并进行荟萃分析。采用随机效应法计算所有纳入研究的汇总相对风险（RR）和 95% 置信区间（CI）。

本研究共纳入了 7 项研究，涉及 14 804 名高风险者。试验组受试者 8195 人，HIV 感染率为 2.03%。对照组受试者 6609 人，HIV 感染率为 4.07%。总 RR 为 0.53（95% CI = 0.40 ~ 0.71，$P < 0.001$）。通过剔除最大的一项研究及两项无统计学意义的研究，重新分析的汇总 RR 分别为 0.61（95% CI = 0.48 ~ 0.77，$P < 0.001$）、0.49（95% CI = 0.38 ~ 0.63，$P < 0.001$）。最终发现：暴露前预防措施能有效减少高危人群新发 HIV 感染，是一项有效的干预措施。

第三节　政策和干预措施的预试验

实施性研究的政策和干预措施是指在开展实施性研究过程中，为促进研究结果转化为政策或实践而采取的有效干预和策略。这些干预和策略旨在推动实施性研究的成果得到更好的运用和应用，从而提高公共卫生政策和实践的效果和影响力。在制定实施性研究的政策和干预措施之前进行预试验非常重要，因为它可以帮助研究人员测试和改进计划中的策略和干预措施，降低其实施的风险和不确定性，并在实际实施之前解决一些可能出现的问题。

预试验是一种小规模试验，可以在实际实施前测试策略和干预措施的有效性和可行性，以便在实际实施中进行更好的调整和改进。在制定实施性研究的政策和干预措施之前，预试验可以帮助研究人员了解策略和干预措施的适用性和可接受性，以及其在不同环境和群体中的影响。

例如，一项研究可能涉及在社区中推广健康教育活动。在进行实际实施之前，研究人员可以通过预试验测试不同教育内容的有效性和社区参与度，并了解社区成员是否愿意参与这些活动，以便在实际实施中进行更好的调整和改进。

通过预实验，研究人员还可以确定在实施性研究的政策和干预措施中需要哪些资源，例如人力、技术和预算。此外，预试验还可以帮助研究人员了解实施性研究的政策和干预措施是否有可能实现预期的结果，并在实际实施之前改善其质量和可行性。因此，预试验是实施性研究中不可或缺的一部分，可以帮助研究人员更好地准备和规划实施性研究的政策和干预措施，提高其成功的可能性。

一、干预措施适应性指南的步骤

实施性研究的干预措施适应性指南是为了促进实施性研究的有效性和可持续性，需要针对具体情境和特定受众的需要，根据相关理论、经验和实践，制定具体的干预措施，并进行调整和适应，以满足不同情境和受众的需求。实施性研究的干预措施适应性指南包括但不限于以下方面：适应性干预的设计和实施、针对受众和环境的干预调整、干预策略和方法的优化、干预过程和结果的监测和评估等。通过制定和遵循实施性研究的干预措施适应性指南，可以提高实施性研究的干预效果和成功率，推动干预措施的可持续性和推广。

干预措施适应性指南的重要性在于能够帮助实施性研究团队根据实际情况进行灵活的调整，以提高干预措施的适应性和效果。干预措施适应性指南可以帮助实施性研究团队了解目标群体的特征和需求，识别干预措施的潜在缺陷并加以改进，优化干预措施的实施方式和时间，提高干预措施的可接受性和可行性，从而实现更好的干预效果和实施结果。干预措施适应性指南也可以促进干预措施的可复制性和可推广性，使干预措施的效果在不同的实施环境中得到验证和应用。因此，干预措施适应性指南对于实施性研究成果的成功实施和可持续发展具有重要的意义。

干预措施适应性指南可按照以下步骤进行。

（一）确定设计政策或干预措施时的人群与新的目标人群之间的差异

实施性研究的干预措施通常是在特定的人群或环境下进行的，然而，当这些干预措施应用于不同的人群或环境时，它们的效果可能会有所不同。因此，在设计和实施干预措施时，需要考虑目标人群的文化、社会经济状况、教育程度、生活习惯、信仰等特点，以及他们所处的环境，例如医疗资源、社会支持和政策支持等因素。这有助于确保干预措施的有效性和可持续性。

在确定设计政策或干预措施时的人群与新的目标人群之间的差异时，需要进行相关的调查和研究，以了解目标人群的特点和需求，以及环境的影响因素。然后，可以根据这些信息对干预措施进行适当的调整和定制，以确保其能够在新的目标人群中有效实施。

因此，确定设计政策或干预措施时的人群与新的目标人群之间的差异非常重要，它有助于确保干预措施的有效性、可行性和可持续性。

（二）确定政策或干预措施的哪些组成部分需要调整

实施干预措施时，需要根据目标人群的特点和需求对干预措施的不同组成部分进行调整，以提高其适应性和有效性。

这一步骤的重要性在于，只有适应目标人群的特点和需求，才能提高干预措施的接受度和有效性。而针对不同人群的特点和需求进行调整，则可以提高干预措施的可操作性、可行性和可持续性，进而提高干预效果。因此，对干预措施的组成部分进行调整，是保障干预措施适应性和有效性的关键一环。

（三）对政策或干预措施进行修改

在原有干预措施的基础上进行一定的调整或改变，以适应新的人群或情况。具体来说，可能需要对干预措施的目标、内容、方式、时机、人员等方面进行修改。这一步骤的重要性在于，当干预措施实施后发现存在问题或者需要面对新的情况时，及时进行调整可以提高干预措施的适应性和有效性，从而更好地实现预期的干预效果。同时，及时进行干预措施的调整也可以避免在实施过程中出现问题和错误的情况，保证干预措施的科学性和实用性。

（四）将修改过的政策或干预措施进行试点试验

将修改过的政策或干预措施在一定规模或范围内进行试点试验，以评估其有效性和可行性，从而为全面推广提供有力的支持和保障。

这一步骤的重要性在于，通过试点试验可以在小范围内测试政策或干预措施的实施效果和影响，为全面推广提供可靠的依据。试点试验可以发现潜在的问题和挑战，并及时进行调整和改进，从而提高政策或干预措施的实施效果和成功率。同时，试点试验还可以提高政策或干预措施的可接受性和认可度，增强参与者的参与意愿和信心，为全面推广创造更好的条件。

二、社会有效性评估

在实施性研究中，“社会有效性评估”是指评估干预措施在实际社区或组织中的可行性和可接受性，以及干预措施对受众和组织的影响是否符合其预期目标和期望。这包括对干预措施的效果、实施的可持续性、干预措施在不同环境中的可适应性等方面的评估。通过社会有效性评估，可以帮助实施者和研究者了解干预措施在实践中的表现，以便对干预措施进行调整和改进，以达到更好的效果和可持续性。

在实施性研究中，社会有效性评估是非常重要的一环。它是评估干预措施是否在社会上产生了预期影响的方法。具体来说，社会有效性评估关注的是干预措施是否能够实现预期的改变，并能够在实践中获得成功。

进行社会有效性评估的原因在于，干预措施的有效性在理论上和实际上可能存在差异。虽然在实验室环境中，干预措施的有效性可能得到证实，但在社会实践中，其效果可能会受到很多因素的影响，如文化、经济和政治因素等。因此，进行社会有效性评估是必要的，以确定干预措施在实践中是否能够达到预期的目标和效果，从而更好地指导实践。此外，社会有效性评估可以提供干预措施实施的反馈和评估。这样可以使研究人员和实践者更好地理解干预措施在实践中的表现，并在必要时进行调整，以提高其效果。最终，这将有助于促进实施性研究的成功，实现社会效益的最大化。

社会有效性评估可以提供信息，说明政策或干预措施的具体内容是否能被大众接受。政策或干预措施有三个要素，可以针对这些要素对社会有效性进行评估。

1．政策或干预目标的社会意义　要明确政策或干预措施所针对的问题对社会发展和公共卫生的影响和意义。只有政策或干预措施具有一定的社会意义和影响力，才能得到社会的认可和支持，从而保证政策或干预措施的实施和推广。

首先，需要明确政策或干预措施的目标是为了解决什么社会问题，以及解决这个问题对社会的影响和意义；其次，需要评估政策或干预措施实施后对目标人群和社会的影响和贡献，包括经济、社会、环境等方面的影响；最后，需要考虑政策或干预措施的长远影响和可持续性，是否能够实现长期的社会效益和可持续的发展。

2．政策或干预措施的社会实用性和可接受性　在实施干预前一定要了解政策或干预措施在实际实施过程中是否能够被社会广泛接受，并且是否具有实用性。这一指标涵盖了多个方面，如政策或干预措施的可行性、可操作性、可持续性、成本效益等。

具体来说，政策或干预措施的社会实用性指该政策或干预措施是否符合实际需求和情况，并且是否能够有效地解决问题。例如，针对某个疾病的干预措施是否能够真正降低患病率，是否能够被医疗机构普遍接受和使用等。

而政策或干预措施的可接受性则涉及社会的态度和文化因素，即该政策或干预措施是否符合社会伦理和文化价值观，是否能够被社会广泛接受和支持。例如，针对某一问题的干预措施是否符合当地居民的文化和习惯，是否能够得到社区居民的支持和参与等。

政策或干预措施的社会实用性和可接受性决定了其能否真正起到作用，达到预期的效果。如果政策或干预措施在实际实施过程中遭到了社会的反感和抵制，或者无法被广泛接受和实施，那么其所带来的实际效果就会大打折扣，甚至会完全失去其意义。因此，在实施性研究中，需要通过充分的社会调查和研究，了解社会的态度和需求，以及政策或干预措施在实际实施过程中所面临的各种障碍和挑战，以便更好地评估其社会实用性和可接受性，并做出相应的改进和调整。

3．政策或干预的影响或结果的社会重要性 评估干预措施对社会、经济、文化等方面的影响和结果是否具有重要性。这些方面包括但不限于公共卫生、社会公正、环境保护、经济发展等。在评估中，需要考虑干预措施的实际效果是否对社会产生了积极或消极的影响，以及这些影响是否对社会具有长期、持续的意义。

社会重要性评估的意义在于，它可以帮助决策者更好地理解干预措施的社会意义，为制定公共政策提供有力支持。通过评估干预措施的社会重要性，决策者可以更好地了解干预措施对社会的影响，避免可能产生的负面影响，同时加强对政策的合理性和可持续性的考虑。

具体来说，评估干预措施的社会重要性可以考虑以下几个方面：①公共卫生：评估干预措施对社会的健康状况是否有积极的影响，比如降低疾病发病率和死亡率等。②社会公正：评估干预措施对社会公正的影响，比如减少社会不平等现象，提高社会公平性。③环境保护：评估干预措施对环境的影响，比如减少污染、节约能源、保护生态环境等。④经济发展：评估干预措施对经济的影响，比如刺激就业、促进产业发展、提高人民生活水平等。

实例三

高血压及其并发症

研究目的：通过“减盐”计划降低高血压的发生率。

研究题目：乌兰巴托高血压及并发症研究。

健康问题：高血压及并发症。

地理环境：Ulaanbaatar，Mongolia（乌兰巴托，蒙古）。

目标人群：乌兰巴托全人群。

背景：全民减盐计划被广泛认为是预防高血压和相关非传染性疾病最具成本效益的干预措施之一。2010—2014 年，此类国家级项目的数量几乎翻了一番，目前世界上大多数地区正在执行相关项目。然而，到目前为止，大多数已经表现出效果的案例多来自高收入国家，应该有一些方法将这些国家的经验教训引入到中低收入国家（LMICs）。

成功的“减盐”计划要明确饮食中盐的主要来源，然后制定“减盐”策略。目前已有相关的政策或干预措施。蒙古卫生部在 2012—2013 年对乌兰巴托的盐摄入量进行了干预试点，根据这项试点的结果加上一系列其他举措，为国家“减盐”战略制定奠定了基础。此外，蒙古卫生部成立了跨部门工作组织，开展了为期 2 周的国家“减盐”咨询和培训计划。该行动涵盖了“减盐”干预试验地点。试点干预的主要目标是减少 3 家工厂员工的盐摄入量。只是简单地告诉人们应该或不应该吃什么的效果并不明显，饮食环境也需要改变。为了与蒙古的环境相适应，试点所实施的干预策略包括培训员工了解盐对健康的负面影响、培训员工进行健康饮食，以及切实减少食堂/厨房食物中的含盐量。干预前后的监测结果显示，2011—2013 年员工的盐摄入量有所下降，同时，不了解哪些食物盐度高的人数也大幅下降。这些活动证明了干预措施的潜力，有助于说服政策制定者将政策推广到国家层面，从而使蒙古的国家“减盐”战略在 2015 年得到了政府认可，最终目标是将蒙古人均盐摄入量减少 30%。

在实例三中，试点干预的成功以及最终实现将这一政策在国家一级推广，具体原因如下：①项目初设就认识到了多部门行动的重要性；②该项目从"减盐"的相关咨询和培训入手，提高研究对象对盐摄入对健康的影响方面的认识；③这种方法首先试图了解饮食中盐的主要来源以及最好的减盐方法（而不是简单地从其他国家复制减少盐的倡议）。

第四节　干预措施的评价

实施性研究过程中的"干预措施评价"指的是对实施的干预措施进行评估和监测，以了解干预措施是否能够达到预期的效果和目标，以及确定哪些方面需要改进或调整。干预措施评价在实施性研究中非常重要，因为它可以帮助研究人员和实践者了解干预措施的效果、影响和质量，进而根据评价结果进行优化和改进干预措施。干预措施评价可以通过不同的方法进行，例如定量和定性评价、过程和结果评价等，以及使用多种数据收集工具和评估工具，包括调查问卷、采访、观察、记录等。通过干预措施评价，可以提高实施性研究的可行性和效果，从而更好地促进干预措施在现实生活中的应用和推广。

一、评价步骤

进行干预措施评价时，首先应设定评价指标，这通常需要根据研究目的，确定具体的评价指标。需要强调的是，评价指标应尽可能做到具体、可量化、可观察。随后就要选择适当的评价方法，通常需根据评价指标的性质，选择适当的评价方法。例如，若评价指标是定量数据，可以使用问卷调查、测量工具等方法；若评价指标是定性数据，可以使用访谈、焦点小组讨论等方法。随后需要采集数据，在具体工作中，需要根据设定的评价指标和方法采集相关数据。数据采集应该具有可靠性和有效性，包括合理的样本大小、数据的真实性和准确性等。完成数据采集后，需要进行数据分析。需注意数据分析应该是科学、客观、全面的。常见的数据分析方法包括描述性统计、因果推断、回归分析等。完成分析后，需要解释结果。根据数据分析的结果，解释干预措施的效果。对结果的解释应该做到准确、明确，避免歧义和误解。最后是报告结果。将评价结果以适当的形式报告给利益相关者。报告应该做到清晰、简洁、客观，避免主观性和偏见。

具体步骤可概括如下（图 2-1）。

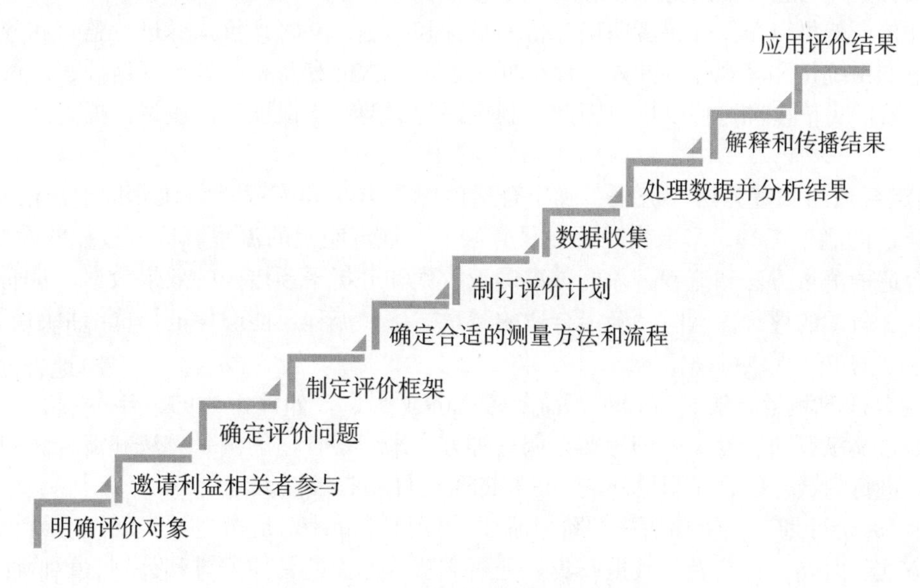

图 2-1　干预措施评价的 10 个步骤

1．明确评价对象 在干预措施的评价过程中，明确评价的对象是非常重要的。一般来说，评价对象应该是接受干预措施的个人、群体或社区。具体而言，应该根据干预措施的目标和设计，选择适当的评价对象。比如，如果干预措施的目标是改善糖尿病患者的血糖控制水平，评价对象应该是糖尿病患者群体，而不是健康人群。

在明确评价对象时，还需要考虑评价的范围和时间。评价范围应该包括接受干预措施的所有个体、群体或社区，评价时间应该根据干预措施的持续时间来确定，可以是短期、中期或长期的。同时，也需要考虑评价的可行性和可靠性，确保评价结果具有科学性和可信度。

总之，明确评价对象是干预措施评价过程中的基础和关键，需要根据干预目标、设计和实施情况来选择适当的评价对象，并考虑评价范围、时间、可行性和可靠性等因素。

2．邀请利益相关者参与 邀请利益相关者参与是指在干预措施评价的过程中，主动邀请与干预措施相关的各方参与评价过程。这些利益相关者包括但不限于干预措施的受益者、执行者、政策制定者、社区代表、学术专家等。

这一步骤的重要性在于确保干预措施评价的全面性和客观性。利益相关者的参与可以提供各种角度的信息和反馈，有助于发现干预措施的盲点、不足之处以及是否具有可持续性等问题，同时也能够提高他们对干预措施的认可度和接受度。

通过邀请利益相关者参与评价过程，可以更好地了解他们对干预措施的看法、期望和需求，同时也能够促进干预措施的落实和推广，达到更好的社会效益。

3．确定评价问题 在干预措施的评价过程中，确定评价的问题是指明确评价研究的目的、研究对象、评价指标、评价方法等问题，以指导评价研究的开展。确定评价的问题是评价研究的关键步骤之一。

要确定评价的问题，需要全面了解干预措施的目的、实施情况、效果和影响等方面的信息，并结合利益相关者的需求和反馈进行综合考虑，以确保评价研究的科学性和实用性。

4．制定评价框架 制定评价框架是指在评价干预措施的过程中，根据研究目的和研究问题，明确评价指标，将各个评价指标进行分类、层次化，并形成一个具体的评价框架。评价框架可以被视为是对评价问题和目标的可视化表示，它为评价提供了一个结构化的框架，使得评价更加系统化、全面化、科学化。评价框架不仅可以帮助评价者在评价过程中组织和整理信息，还可以帮助利益相关者更好地理解和接受评价结果，为制定干预策略和政策提供参考。

制定评价框架可以帮助评价者明确评价的目标和问题，并将评价指标进行整合和分类，使得评价结果更加系统化和客观化。此外，评价框架还可以帮助利益相关者更好地理解评价过程和结果，提高评价的可信度和可接受度。因此，制定评价框架对于保证评价质量、提高评价效果具有重要意义。

5．确定合适的测量方法和流程 确定合适的测量方法和流程是指在评价干预措施效果时，需要选择合适的测量工具，采取正确的测量方法，并规定明确的流程。这一过程的重要性在于，只有通过合适的测量方法和流程，才能够准确地收集和分析干预措施的效果数据，从而对干预措施进行客观、科学的评价。同时，确定合适的测量方法和流程还能够保证评价结果的可靠性和有效性，为后续的决策提供科学依据。

在确定合适的测量方法和流程时，需要考虑多个因素，如评价目的、样本特点、数据类型等。可以通过文献调研、专家咨询、实地调查等方式来确定合适的测量方法和流程。同时，还需要在确定后进行测试，以确保测量方法和流程的可行性和有效性。

6．制订评价计划 在干预措施评价过程中，制订评价计划是指为了实现评价目的，确定具体的评价方法、时间、参与者、数据收集和分析方法等方面的具体安排和计划。评价计划可以帮助评价者更加系统和科学地进行干预措施评价，确保评价过程的规范性和科学性。

评价计划的制订对于评价的有效性和可信度具有至关重要的作用。通过评价计划的制订，评价者可以明确评价目的、确定数据收集和分析方法、合理安排时间和资源，从而使评价过程更加规范、科学、可靠，有助于评价结果的准确性和客观性。此外，评价计划还可以帮助评价者更好地组织评价过程，确保评价的顺利进行，避免评价过程中出现混乱和不必要的困难和问题。

7．数据收集 数据收集是干预措施评价过程中的一个重要步骤，是指根据评价计划采集所需数据的过程。在干预措施评价中，数据收集的重要性在于提供评价所需的信息和证据，以便对干预措施的有效性和效果进行评估。数据收集的过程应该具有科学性、客观性和可靠性，并且需要根据评价框架和研究问题来选择合适的数据收集方法和工具。数据收集还需要考虑数据的完整性、准确性、可比性、时效性等因素，以确保评价的质量和可靠性。同时，数据收集的过程中需要保护个人隐私和数据安全，遵守伦理规范和法律法规。

8．处理数据并分析结果 对收集到的数据进行处理和分析，从中得出结论和评价干预措施的效果和影响。这是整个评价过程中非常重要的一步，因为通过数据处理和分析，可以评估干预措施对目标人群的效果、干预措施的优缺点以及未来改进的方向等，为政策制定者和干预措施的执行者提供参考依据。同时，合理的数据处理和分析方法可以增强评价的科学性和客观性，减少主观性的干扰，提高评价结果的可信度和可靠性。

具体来说，数据处理和分析的步骤包括数据清洗、数据变量的定义和计算、数据可视化、统计分析、模型构建等。数据清洗是指通过一系列的操作，清除无效数据、处理缺失值、去除异常值、解决数据重复等问题，使数据更加完整和准确；数据变量的定义和计算是指将数据进行归类、分组，定义和计算各种变量和指标，如均值、中位数、标准差、相关系数等；数据可视化是指通过图表、图像等形式，将数据可视化展现，直观地呈现数据的分布、关系和变化趋势；统计分析是指利用统计学方法对数据进行分析，如假设检验、方差分析、回归分析、生存分析等；模型构建是指利用建模技术，建立评价模型，对干预措施的效果进行预测和评价。

9．解释和传播结果 将评价结果传达给利益相关者和其他人群，并帮助他们理解评价的结果和含义。这是评价过程的重要一环，因为评价结果需要为相关人员提供决策支持和改进方向。解释和传播结果不仅能够促进干预措施的改进和优化，还能够提高干预措施的可见性和知名度，为类似干预措施的推广和应用提供借鉴和参考。

在解释和传播结果时，需要将评价结果转化为易于理解的语言和信息，并在不同的媒介上进行传播，例如通过会议、报告、网站、社交媒体等途径。此外，也需要考虑目标受众的需求和背景，选择合适的方式和渠道进行传播，以便使受众更好地理解和接受评价结果。

10．应用评价结果 在干预措施的评价过程中，应用评价结果是指将评价结果用于制定政策、指导实践和改进干预措施等方面。它是整个评价过程的最终目的，也是评价的最终价值所在。

二、评价指标

实施性研究的干预措施评价指标包括过程评价指标和结果评价指标两个方面。

1．过程评价指标 过程评价指标包括：①实施过程中是否按照预定计划进行。②干预措施的适宜性，即是否符合实际情况和干预目标。③干预措施的接受程度，包括患者、医护人员等是否接受和遵循干预措施。④干预措施实施的可行性：包括是否需要特殊技能和资源。⑤干预措施的质量，包括是否有充足的培训和监督。

2．结果评价指标 结果评价指标包括：①干预措施的效果，包括是否达到了预期的干预目标。②干预措施的效能，包括对照组的效果和试验组的统计效能。③干预措施的可持续性，包括干预措施是否可以持续产生效果。④干预措施的成本效益，包括干预措施的成本和效果比较，是否经济合理。⑤干预措施的安全性，包括是否有不良反应或副作用。⑥临床应用价值：是否能应用于临床研究。

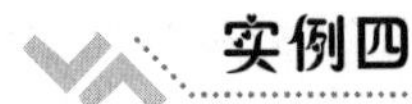

实例四

胸部CT检查对COVID-19的诊断价值

研究目的：探索更准确地识别COVID-19患者/感染者的方法。

研究题目：新型冠状病毒肺炎（2019冠状病毒病，COVID-19）患者的胸部CT与RT-PCR检测阴性的关系。

健康问题：一些胸部CT检查结果呈阳性的患者，其新型冠状病毒的RT-PCR检查可能会出现阴性结果。

地理环境：医院（中国）。

目标人群：经实验室确诊感染新型冠状病毒、RT-PCR初筛结果为阴性的患者。

背景：在没有治疗性疫苗或特异性抗病毒药物的情况下，早期检测和隔离对COVID-19防控至关重要。然而一些可能感染了新型冠状病毒的患者在最初的反转录聚合酶链反应（RT-PCR）检测中可能会出现阴性结果。RT-PCR假阴性结果的原因：用于检测的细胞材料不足；从临床材料中提取核酸不当。若能联合分析RT-PCR和胸片结果的关系，将两种诊断方法相结合，有利于更准确地识别COVID-19患者。

可从评价步骤和评价指标两方面分析本实例。

1．干预措施评价步骤

（1）明确评价对象：新型冠状病毒感染者。

（2）确定评价指标：本研究的评价指标包括敏感性、特异性、阳性预测值、阴性预测值、正确诊断率、漏诊率、误诊率等。

（3）设计评价方案：在本研究中，使用了回顾性队列研究的方法，收集了大量胸部CT和实验室RT-PCR检测结果，并进行了统计分析。

（4）收集和分析数据：本研究对包括胸部CT和实验室RT-PCR在内的多种诊断方法进行了比较分析，对比了它们的敏感性、特异性等指标，以评估胸部CT在辅助诊断和监测新型冠状病毒肺炎方面的作用。

（5）解释结果并应用结果：评估使用胸部CT检查辅助诊断和监测新型冠状病毒肺炎的可行性和效果。根据本研究的结果，提出了开展胸部CT检查辅助诊断和监测新型冠状病毒肺炎的建议，以改善疫情控制和临床结果。

2．干预措施评价指标

（1）干预措施的效果：胸部CT是否能准确鉴别新型冠状病毒感染。

（2）干预措施的效能：①敏感度和特异度，该研究利用胸部CT作为判定新型冠状病毒感染的依据，通过与核酸检测结果进行比对，计算出其敏感度和特异度，即胸部CT检查在诊断新型冠状病毒感染中的准确性；②一致性和稳定性：该研究对不同医生之间在胸部CT检查诊断中的一致性和稳定性进行了评价，即不同医生对同一CT图像的诊断结果是否一致，并且同一医生对同一CT图像的诊断结果是否稳定。

（3）临床应用价值：该研究评价了胸部CT在COVID-19诊断中的临床应用价值，即利用该检查方法能否提高COVID-19的诊断准确性、缩短诊断时间和减少诊断成本等。

第五节　政策和干预措施的推广

实施性研究的政策和干预措施的推广是指将实施性研究的结果和成果推广应用到实际政策和

干预中，以实现对目标人群的有效干预和改善。

这一步骤的重要性在于，实施性研究的最终目的是将研究成果转化为政策和实践，进而改善实际情况，提高人民群众的生活质量。通过政策和干预措施的推广，可以将实施性研究的成果快速、广泛地应用到现实生活中，从而取得实际效果。在实施性研究中，如果缺乏政策和干预措施的推广，研究成果可能会被限制在研究小组中，从而无法得到广泛应用和实际效果的验证。因此，政策和干预措施的推广是实施性研究的重要环节之一，也是实施性研究成功的重要标志之一。

在进行政策和干预措施的推广过程中，应注意：

（1）制定清晰的推广策略：在进行政策和干预措施的推广前，需要先制定清晰的推广策略，明确推广的目标、对象、渠道、内容、方式等，确保推广的有效性和可操作性。

（2）合理选择推广渠道：根据推广的目标和对象，选择合适的推广渠道，包括会议、研讨会、培训班、网络平台、媒体宣传等。

（3）加强沟通和协作：推广的过程需要加强各方面的沟通和协作，包括与政策制定者、实践者、学术界、媒体等各方面的沟通和合作，共同促进政策和干预措施的推广和落实。

（4）建立推广效果的评估机制：在政策和干预措施的推广过程中，需要建立有效的监测和评估机制，及时跟踪推广的进展和效果，及时调整推广策略和方式，确保推广的有效性和可持续性。

（5）提供支持和资源：在政策和干预措施的推广过程中，需要提供必要的支持和资源，包括经费、技术、人力等，帮助推广者更好地开展推广工作，确保政策和干预措施的落实和效果。

目前，ExpandNet 与世界卫生组织合作，制定了一种在国家层面开展推广的办法。这种方法需要九个步骤来制定推广策略：

第一步：设计行动计划以增加创新方法的可推广性。

第二步：增强用户组织实施推广创新方法的能力。

第三步：评估外部环境并设计行动计划，增加推广成功的可能性。

第四步：增强资源团队的能力以支持推广。

第五步：做出策略选择以支持纵向推广（制度化）。

第六步：做出策略选择以支持横向推广（扩展 / 复制）。

第七步：确定如何多样化推广。

第八步：设计行动计划，促进自发性推广。

第九步：完成推广策略，思考下一步计划。

第六节　选择调整和优化循证干预措施实例

一、实施问题与循证干预措施背景

1．实施问题及原因　我国每小时有 10 人死于流感及相关疾病，中国流感疫苗预防接种技术指南重点推荐儿童、老年人等高危人群接种流感疫苗。但根据一份系统综述和荟萃分析报告称，中国仅 11.9% 的儿童和 21.7% 的 60 岁及以上老年人接种了流感疫苗（儿童最近数据源自 2015—2016 年，老年人数据源自 2014—2015 年）。流感疫苗接种率低的现象在许多其他中低收入国家也很常见，是常见国际卫生问题之一。流感疫苗接种率低主要原因有流感疫苗供应不足、政府财政支持有限、公众对流感疫苗的认知不够且对其安全性缺乏信心。有研究表明，免费或补助疫苗接种政策可有效提高疫苗接种率，但在我国大多数地区，流感疫苗仍不在医保覆盖范围内，故大多数人需自费支付 56 ~ 153 元才能接种疫苗。流感疫苗作为一项有效预防措施，需方使用不足，供方推广力度欠佳，故需探索有效实施策略，提高流感疫苗使用率。

2．循证干预措施的调整与优化　“pay-it-forward”（接力种）模式融行为干预和筹资功能为一体（图 2-2），意指为研究对象提供一项免费医疗服务（如价值约 150 元的流感疫苗），并告知研究对象已有人为其支付接种费用，随后询问研究对象是否愿意参与捐款以支持更多人享受该服务；研究对象还可手写明信片以传达善意，鼓励他人参与接种与捐款，获得的捐款将进入滚动资金池。该模式通过明信片将善意可视化并扩大化，赋能服务利用者和基层医疗服务提供者，提高其话语权和参与度，最终达到推广公共卫生服务的目的。既往开展的“pay-it-forward”（接力种）模式有效提高了重点人群的健康服务利用率，且有超过 90% 的接力种参与者参与捐款支持他人。鉴于课题组前期的成功经验，“pay-it-forward”能有效促进健康行为，但仍需调整并评估该模式在流感疫苗推广中的运用和效果。

受赠
捐赠
众筹支付
爱心与关怀
接种疫苗
接力捐款、传递爱心

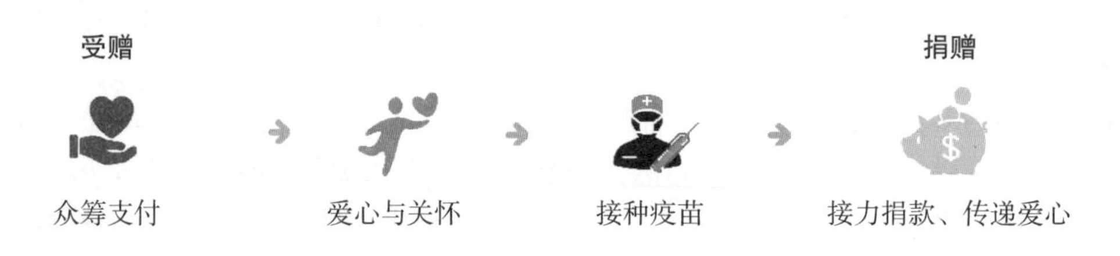

图 2-2 “pay-it-forward”模式示意图

3．提高干预措施的接受度、适宜性和可行性 干预措施的接受度、适宜性和可行性是最为常见的实施性研究评估结局。接受度反映干预实施的利益相关者是否认可某干预措施 / 服务 / 实践 / 创新，是否认为与他们的实际需求相一致或对其满意。适宜性是指某新干预 / 循证实践与实践运行环境、供方或需方之间的兼容性或相关性；或是指该干预解决某一特定问题的适用性。可行性意指一种新的干预措施或健康产品在特定机构或环境中被成功使用或实施的可能性。提高干预措施的接受度、适宜性和可行性既是在现实世界中成功实施干预措施的关键，又是保障干预措施效果（如医疗服务供应或临床结局）的重要前提。

社区参与式研究（community-based participatory research）常常用于指导研究设计、实施与推广，以提高干预措施或循证实践的接受度、适宜性和可行性。社区参与式研究是一种自下而上、尽可能征集群众或利益相关者对研究或实践各个阶段的看法和意见，原则是集思广益而非自上而下的“一刀切”方式。根据目标群体在干预设计及实施过程中的参与度水平和常用方法，可以分为以下几类：告知 / 知晓（如面对面告知、宣传手册、广播电视、网站社交媒体等）、咨询（公众咨询、问卷调查）、参与合作（利益相关者会议、深度访谈、共创设计、专家会议等）、主导或赋能（主导设计执行并有决策或共同决策权）。

二、研究方法

1．目标人群 广东省人口超过 1.2 亿，流感全年流行。本研究选择了 3 个不同经济收入水平（按当地经济水平分为高收入、中等收入和低收入）研究地点作为研究现场，分别为阳山乡镇（低收入）、增城郊区（中等收入）和天河城区（高收入）。接种诊所选择标准为：有充足的流感疫苗库存和流感疫苗接种相关医务人员，为当地居民提供常规疫苗接种服务。以上 3 个接种诊所的保健服务范围相似，即处理社区常见病、慢性病、疫苗接种服务及其他公共卫生任务等。我国大多数地区均需付费接种流感疫苗，包括以上 3 个接种诊所。目标人群为以上 3 个诊所覆盖服务的社区范围内儿童和老人。

2．研究设计 本研究包括 3 个阶段。第一阶段：2019 年 11 月 4 日至 6 日开展为期 3 天的“设计马拉松”，“设计马拉松”意指多学科背景的利益相关者汇聚一堂，针对某一具体问题进行头脑风暴及高强度设计活动以开发适宜的解决方案和干预措施包。利益相关者包括 1 名中国疫苗研究专家、1名健康传播领域工作人员、1名公共卫生研究人员及1名传染病医生，其中2名是儿童家长且具有我国社区接种经历。设计马拉松制定了研究的以下关键组成部分：关键利益相关者、用户门诊路径、行为机制、捐赠策略和参与策略。这些关键组成部分后来被纳入中国的当地环境，并通过使当地利益相关者和专家（即社区代表、社区疫苗接种诊所工作人员、制药商、疫苗研究专家和沟通专家）参与，进行迭代调整。第二阶段：可行性试点研究了解具体诊所招募与实施流程，并收集初步效果数据以精确计算样本量。试点研究于2020年12月9日至2021年4月29日（其间实施社交距离限制等控制措施），在农村研究地点进行。在该可行性试点研究中，91%（40/44）接力种参与者、23%（13/57）对照组参与者接种了流感疫苗，该结果为样本量计算提供可靠依据，并进一步优化干预措施和实施过程。第三阶段：2020年9月21日至2021年3月3日开展准实验研究收集数据，评估干预效果，此前我国已开始全民接种新冠疫苗。项目工作人员设计了流感和流感疫苗宣传扉页，用于健康宣教，两组参与者均接受相同的宣教内容。

3．样本量计算　根据第二阶段可行性试点结果计算样本量，采取保守的两组接种率差异计算：对照组接种率为30%，接力种组接种率为80%。同时由于不同年龄群体其社会人口学背景差异极大，故按年龄分层计算样本量。按90%检验效能，10%边际差异，显著性水平0.025，儿童和老人组的样本量分别为100（对照组和干预组各50），为便于进行二次分析，将样本量在此基础上增加50%，故每组需招募75名参与者。

4．纳排标准　纳入标准根据中国流感疫苗预防接种技术指南制定。入组标准：①年龄在6月龄至8岁（儿童）或60岁及以上（老年人）；②无急性中、重度疾病；③医生临床评估可接种流感疫苗；④有法定监护人（儿童）或有足够认知能力知情同意（老年人）；⑤最近1年内未接种流感疫苗。

5．入组　受当时疫情影响，诊所配合开展人群随机对照试验的力度有限，故采用非随机准实验研究。在每个诊所均根据时间序列，先招募对照组参与者入组，后招募干预（接力种）组参与者入组，分别达到目标样本量即止。若某家庭同时有儿童及老人符合入组标准，本研究为每个家庭提供1个名额通过本研究接种，由诊所医务人员邀请参加本研究，参与者需进行线上知情同意并完成一份简短问卷收集社会人口学信息、对流感疫苗的态度如疫苗重要性、安全性和有效性的信心等。

6．干预　对照组：宣教后询问是否愿意自费接种流感疫苗（一针费用为56～153元），愿意接种者自费进行接种，评估临床适应证，对无禁忌证者给予接种。

接力种组：向参与者宣教及介绍接力种项目（他人捐款补助接种以及明信片），告知其流感疫苗接种的市场成本为儿童56元、成人153元，且已有此前参与者捐款资助其疫苗接种费用，同时有手写明信片爱心信息。如果接力种组参与者决定接种，继续询问其是否愿意力所能及捐赠以帮助他人接种，捐赠与否或额度完全自主决定，不影响诊所其他服务使用。此外，也可以手写明信片爱心信息送予他人。捐款直接用于支持其他参与者接种，并在微信公众号进行公示。

7．研究结局　主要结局是临床登记的流感疫苗接种。次要结局是自填问卷的疫苗信心（疫苗安全性、重要性、有效性）及两组间干预成本对比。

8．数据分析　描述性分析总结社会人口统计学和行为特征、应答率和疫苗接种率。用χ^2检验对比两组间疫苗接种率差异。用多变量logistic回归模型调整年龄、性别、研究地点、教育水平、职业、收入和婚姻状况，进一步分析接种率与干预措施之间的相关性。

从医疗服务供方角度（即广东省卫生厅），用微观成本分析法对比两组干预措施的成本。收集发票、自报工资水平及社区工作人员时间机会成本（即实施接力种组相关活动的时间成本）来估计每组人均接种成本。接力种组的额外成本主要由工作人员投入时间招聘和捐赠过程所致。财务成本（financial costs）由总经济成本减去捐赠额而得。本文汇报每组的总经济成本和财务成本，以及人均接种成本。

三、结果分析

研究共邀请 184 名儿童监护人和 182 名老年人（图 2-3），其中 41 人拒绝参与，25 人在过去 1 年内接种过流感疫苗故不符合纳入标准。150 人纳入标准对照组，150 人纳入接力种组（表 2-2）。300 名参与者数据完整、均纳入分析。

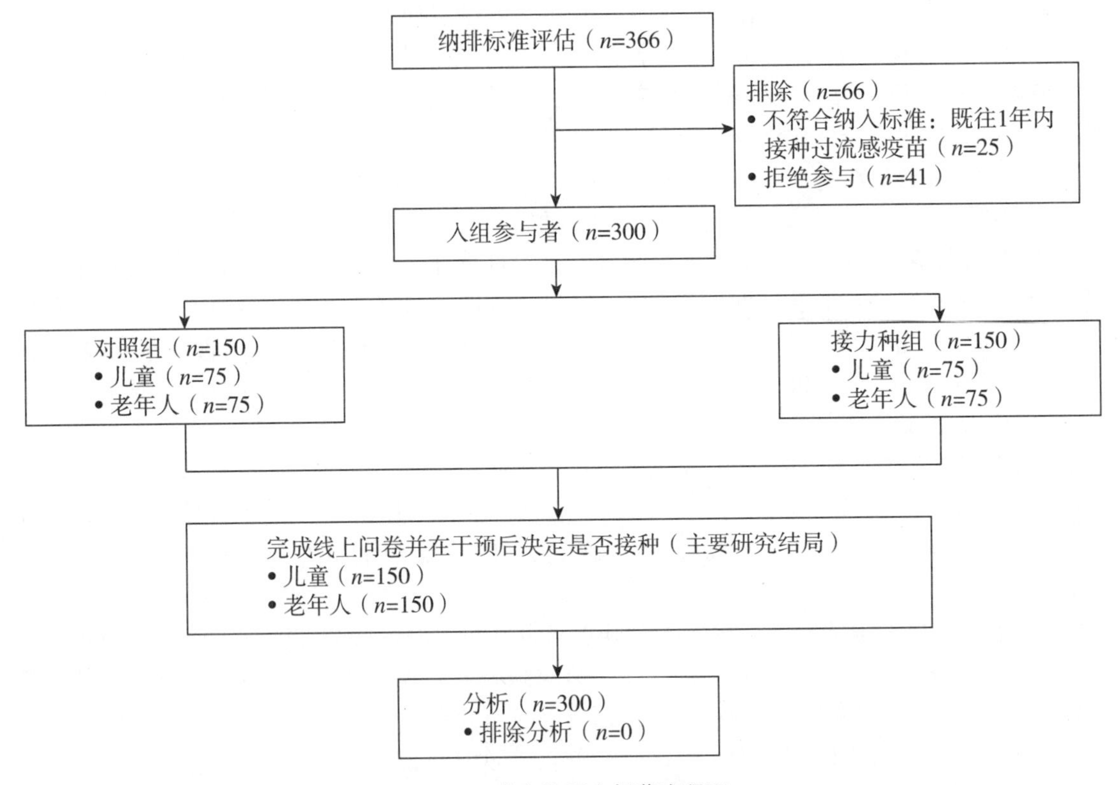

图 2-3 准实验研究招募流程图

表 2-2 儿童监护人及老年人社会人口学背景情况

	儿童监护人			老年人		
	对照组（n=75）	接力种组（n=75）	P 值	对照组（n=75）	接力种组（n=75）	P 值
接种点地理位置 [a]			1.00			1.00
阳山乡镇	25（33.3）	25（33.3）		25（33.3）	25（33.3）	
增城郊区	25（33.3）	25（33.3）		25（33.3）	25（33.3）	
天河城区	25（33.3）	25（33.3）		25（33.3）	25（33.3）	
年龄（岁）[b]	35.9（10.3）	36.71（9.7）	0.62	69.5（6.4）	66.5（6.7）	0.006
性别 [a]			0.84			0.22
男	17（22.7）	16（21.3）		20（26.7）	27（36.0）	
女	58（77.3）	59（78.7）		55（73.3）	48（64.0）	
受教育程度 [a]			< 0.001			0.19
小学或以下	8（10.7）	4（5.3）		33（44.0）	26（34.7）	
中学	45（60.0）	26（34.7）		31（41.3）	42（56.0）	
大学或以上	22（29.3）	45（60.0）		11（14.7）	7（9.3）	

续表

	儿童监护人			老年人		
	对照组（n=75）	接力种组（n=75）	P 值	对照组（n=75）	接力种组（n=75）	P 值
职业[a]			0.98			0.64
未就业	20（26.7）	21（28.0）		53（70.7）	58（77.3）	
农民	1（1.3）	1（1.3）		19（25.3）	15（20.0）	
就业	54（72.0）	53（70.7）		3（4.0）	2（2.7）	
年收入[a]（万元）			0.79			0.42
0 ~ 1.2	19（25.3）	23（30.7）		38（50.7）	28（37.3）	
1.2 ~ 6	22（29.3）	24（32.0）		29（38.7）	36（48.0）	
6 ~ 12	20（26.7）	16（21.3）		7（9.3）	10（13.3）	
＞12	14（18.7）	12（16.0）		1（1.3）	1（1.3）	
婚姻状态[a]			1.00			1.00
未婚、离异、分居或丧偶	4（5.3）	4（5.3）		20（26.7）	20（26.7）	
已婚或同居	71（94.7）	71（94.7）		55（73.3）	55（73.3）	

注：[a] 数值为人数（百分比），[b] 数值为平均年龄（标准差）。

对照组 150 人中共 55 人（37%）接种，40 名（53%）儿童接种，15 名（20%）老年人接种，接力种组 150 人中共 111 人（74%）接种，其中 66 名（88%）儿童接种，45 名（60%）老年人接种。表 2-3 提示，接力种组的儿童（aOR 6.7 [95% CI 2.7 ~ 16.6]）和老年人（aOR 5.0 [95% CI 2.3 ~ 10.8]）均比对照组的人更有可能接种疫苗。300 名参与者中有 15 名（5%）缺乏疫苗信心，数据被排除分析（表 2-4）。与对照组相比，接力种组参与者对疫苗安全性信心（83% vs. 67%；aOR 2.2 [95% CI 1.2 ~ 3.9]）、疫苗重要性信心（88% vs. 69%；aOR 3.1 [95% CI 1.6 ~ 5.9]）和疫苗有效性信心（85% vs. 62%；aOR 3.1（95% CI 1.7 ~ 5.7）更高。无任何严重不良反应。

表 2-3 多变量 logistic 回归比较对照组和接力种组之间流感疫苗接种率

	儿童组（n=150）		老年人组（n=150）	
	cOR（95% CI）	**aOR（95% CI）**	**cOR（95% CI）**	**aOR（95% CI）**
对照组（参照组）	—	—	—	—
接力种组	6.4（2.8 ~ 14.7）	6.7（2.7 ~ 16.6）	6.00（2.9 ~ 12.5）	5.0（2.3 ~ 10.8）
P 值	＜0.001	＜0.001	＜0.001	＜0.001

注：cOR：原始模型。
aOR：模型校正年龄、性别、研究地点、教育水平、职业、收入和婚姻状况。

接力种组 111 名参与者接种，其中 107 人（96%）参与捐款，总捐款额为 3899 元（占疫苗费用的 31.6%），捐款额中位数为 29 元（IQR 1.52 ~ 7.59）。阳山乡镇地区捐款的 40 人中，仅 12 人（30%）捐款了 50 元人民币或以上，增城郊区捐款的 42 人中有 26 人（62%）、天河城区捐款的 25 人中有 10 人（40%）捐款 50 元人民币或以上。受邀的 60 人中有 19 人（32%）手写了明信片留言。

供方为参与者提供流感疫苗接种的总财务成本，在对照组为 17 576 元，接力种组为 28 878

元。对照组人均接种财务成本为320元，接力种组人均接种财务成本为260元。对照组总经济成本为22 943元，人均接种经济成本为417元；接力种组总经济成本为32 645元，人均接种经济成本为294元。简而言之，接力种组的总经济成本52%为变动成本，46%为固定成本，2%为启动成本。相比之下，对照组的总经济成本34%为变动成本，65%为固定成本，1%为启动成本。

表2-4 多变量logistic回归比较对照组和接力种组之间的疫苗信心（n=285）

	疫苗安全性信心			疫苗重要性信心			疫苗有效性信心		
	总计	cOR	aOR	总计	cOR	aOR	总计	cOR	aOR
	n（%）	（95% CI）	（95% CI）	n（%）	（95% CI）	（95% CI）	n（%）	（95% CI）	（95% CI）
对照组（n=141）	95（67）	—	—	97（69）	—	—	88（62）	—	—
接力种组（n=144）	120（83）	2.4（1.4～4.2）	2.2（1.2～3.9）	127（88）	3.4（1.8～6.3）	3.1（1.6～5.9）	122（85）	3.3（1.9～5.9）	3.1（1.7～5.7）
P值		0.002	0.01		＜0.001	＜0.001		＜0.001	＜0.001

注：cOR：原始模型。
aOR：模型校正年龄、性别、研究地点、教育水平、职业、收入和婚姻状况。

四、总结优势与不足

与自费疫苗接种策略相比，接力种有一定筹资效应，可降低患方接种成本，增强社区参与者疫苗信心，并显著提升重点人群流感疫苗接种率，该接种率比国内目前某些已开展免费接种流感疫苗的地区的接种率（47.5%）还高。这一发现与本团队此前使用相同干预模式提高卫生服务利用的研究结果相一致，提示经过情景化设计、干预策略调整后，该模式也能被有效运用于促进其他人群的健康服务使用。且该模式是成功将商业模式运用到健康服务促进的典范。

此外，几乎所有通过接力种接种流感疫苗的参与者都自愿捐款，包括来自相对贫困的乡镇地区的参与者。同时，接力种组的人均接种成本低于对照组，也低于2018年发表的系统综述提示的每额外接种一人的中位数成本（328元）。故接力种模式筹资或许可以支持让更多的人接种流感疫苗，在政府财政有限、不能将流感疫苗纳入免疫规划时，或可成为一种过渡型筹资模式。此外，城市和郊区的平均捐款额度高于乡镇地区，故该模式有可能建立城乡经济帮扶机制，以支持贫困地区的流感疫苗服务推广。

最后，接力种能产生一定的社会效益，促进社区参与和社会关怀。社区参与对公共卫生项目成功与否至关重要。在研究现场执行的早期阶段，为了降低疫情传播风险，研究团队早期未邀请参与者撰写明信片，仅在相关风险管控措施略微放松后，邀请部分参与者参与爱心信息传递。数据证明有不少参与者乐于奉献一些个人时间手写爱心信息以传播善意，这一过程创造了社区互惠、提升了个人参与感，或可产生社区凝聚力并增加个人对疫苗本身的信心。

本研究有几个局限性。第一，研究在新冠病毒感染管控期开展，社区医疗和疫苗接种点工作人员的新冠相关工作量大（如新冠病毒感染筛查和疫苗接种），一定程度上可影响社区医务工作人员的配合度和现场执行。此外，由于新冠疫苗的全国推广，可能对群众的流感疫苗接受度也会产生一些积极促进作用。第二，本研究在三个经济水平不同的区域开展，主要根据流感疫苗的可获得性、诊所合作意愿和配合度选择，本质上是便利抽样，故可能导致选择偏倚。但以上区域都有较高的流感流行率，并分别代表不同社会经济环境（乡镇、郊区和城市），故具有一定的参考价值。第三，参与者不具有人群代表性，为已在诊所就诊的人，他们的健康素养和行为可能比其他不常去诊所的人更好。这有可能会高估干预的效果，然而这种偏差在两组中可能是相似的，故两组间的差异改变不会太明显。第四，部分接力种组的参与者在研究人员在场时可能会按研究者的期待做决策，从而影响其捐款行为（即霍桑效应）。为减少该因素影响，研究人员未要求其当面做决定，除少数人通过现金捐款至不透明捐款箱外，大部分人通过微信扫描二维码进行，研究人员当下无法获悉捐款详情，故不会出现明显的霍桑效应。第五，从实施科学角度来看，本研究运用了实施科学某些相关理论（如社区参与研究框架以提升干预措施在目标人群中的接受度、适宜性和可行性），但仍处在干预措施效果验证的阶段，尚未涉及干预措施推广、应用或其他实施性研究结局评估。此外，接力种干预措施具有多维度特征（如资金补助、明信片、爱心关怀和个人参与等要素），并且招募在社区医疗诊所进行，并以医务人员角度进行招募，基于当地居民对医疗机构的信任度，这一步骤可能本身就具有积极促进作用，本研究无法知晓具体哪个维度或要素起到何种作用及起到多大的作用；对老年人接种促进亦未达到理想接种率水平，故下一阶段仍需针对性进行干预措施优化，可考虑使用多阶段优化策略（multiphase optimization strategy，MOST）框架指导进行干预优化实验，如使用析因实验设计（factorial experiments）或者序贯多重随机分配实验（sequential multiple assignment randomized trials，SMART），或考虑使用实施性研究综合框架（CFIR）指导研究实施过程的相关影响因素并探讨如何减少实施过程障碍、促进诊所采用该模式对流感疫苗进行常态化推广。

参考文献

1. Zhang W. Diagnostic strategies for tuberculosis：a systematic review and meta-analysis. BMJ Open，2021，11(2)：e038106.
2. Lewis C C，Klasnja P，Powell B J，et al. From classification to causality：advancing understanding of mechanisms of change in implementation science. Frontiers in Public Health，2018，6：136.
3. Williams N J，Glisson C. Testing a change and sustainability facilitation intervention in community mental health：a randomized trial study protocol. Implementation Science，2018，13：23.
4. Proctor E K，Powell B J，McMillen J C. Implementation strategies：recommendations for specifying and reporting. Implementation Science，2013，8：139.
5. Powell B J，Beidas R S，Lewis C C，et al. Methods to improve the selection and tailoring of implementation strategies. J Behav Health Serv Res，2017，44（2）：177-194.
6. Moore J E，Mascarenhas A，Bain J，et al. Developing a comprehensive definition of sustainability. Implementation Science，2017，12（1）：110.

（马　军　董　彬　吴　丹　冯天舒）

第三章

实施性研究综合框架

◎ 学习目标

1. 了解实施性研究综合框架（CFIR）。
2. 理解 CIFR 中的要点。
3. 掌握 CFIR 并可以使用 CFIR 进行设计和分析。

实施性研究通常采用 CFIR 模型进行设计和评价。CFIR 模型是一种广泛用于评估和促进实施研究的框架，全称为“Consolidated Framework for Implementation Research”，即实施性研究综合框架。CFIR 模型由多个维度构成，包括干预、外部政策和环境、内部特征、实施过程、个人和团队特征等，这些维度是影响实施过程和结果的因素。CFIR 模型提供了一个通用框架，以帮助研究者理解实施性研究的复杂性，指导实施性研究的设计和分析，同时也可以用于干预设计和实施中的实施策略选择和优化。CFIR 模型已被广泛应用于各种不同类型的实施研究，包括临床实践改进、社区干预、政策实施等，成为实施性研究领域中的重要工具。

CFIR 模型是促进实施科学发展的一种框架，它为促进科学研究的成果落地实施提供了一个系统的理论基础。CFIR 模型的内涵是，一个新的创新要想成功地在现实环境中实施，需要考虑多方面的因素和因素之间的相互作用，包括干预本身、实施的过程、实施环境、实施者和实施对象等方面的因素。CFIR 模型提供了一个涵盖多个领域的分类结构，以便识别影响创新实施的因素，并且这些因素可以通过实施策略进行干预。CFIR 模型有以下特点。

（1）系统性：CFIR 模型从多个方面系统地考虑了影响创新实施的因素，包括干预、实施策略、实施者、实施对象和实施环境。

（2）可操作性：CFIR 模型的各个领域都能够被进一步分解和操作化，以便于制定和实施相关的实施策略。

（3）灵活性：CFIR 模型的各个领域之间相互作用，不同领域的重要性因实施的具体情况而异，这使得 CFIR 模型具有一定的灵活性，能够适应不同的实施情况。

CFIR 模型的意义在于它提供了一种通用的框架，使得实施科学可以更加系统化和规范化。

CFIR 模型的应用能够帮助研究人员更好地了解和评估干预实施过程中的关键因素，并且在制定实施策略时提供指导。同时，CFIR 模型也为实施科学的研究者和从业人员提供了一个共同的语言和理论基础，使得不同领域之间的交流与合作更加容易。

CFIR 模型同样对公共卫生领域的实施性研究有着重要意义。公共卫生领域通常涉及复杂的卫生问题，需要采用综合性和系统性方法解决这些问题，而实施性研究正是这样的一种方法。通过应用 CFIR 模型，公共卫生研究人员可以更好地了解复杂的卫生问题，更好地理解不同的卫生政策和干预措施的实施情况，以及它们对各种背景因素和干预因素的反应情况。

CFIR 模型为公共卫生研究人员提供了一个框架，以确定和评估复杂的卫生干预措施在实施中所面临的挑战和机会。CFIR 模型同时提供了一个系统性的方法来评估干预的有效性，并发现如何改进它们的实施和传播。此外，CFIR 模型还提供了一个框架来识别干预措施的主要成分和他们与实施结果之间的联系，从而更好地了解这些因素对实施结果的影响。

在公共卫生领域，实施性研究也可以提高卫生干预措施的实施效率和效果。使用 CFIR 模型可以更好地了解卫生干预措施在特定环境下的实施情况，发现卫生干预措施中存在的问题，并在此基础上采取相应的行动，以提高卫生干预措施的效果和实施效率。最终，这将有助于提高公共卫生状况，提升社区的健康水平。

CFIR 模型共有 5 个主要领域（图 3-1），共包含 39 个主要方面。

1．干预措施　包括：①干预措施来源；②证据的强度和质量；③相对优势；④适应性；⑤可试用性；⑥复杂性；⑦设计质量和包装；⑧成本；⑨干预的常规化程度。

2．外部环境　包括：①患者需求和资源；②干预结构网络；③同行压力；④外部政策和激励措施；⑤外部变革代理人；⑥外部网络和伙伴关系；⑦网络和沟通；⑧外部规定和要求；⑨可获得资源。

3．内部环境　包括：①干预机构的结构特征；②网络和沟通；③干预机构的内部文化；④实施环境；⑤实施准备；⑥领导参与；⑦可用资源；⑧知识和信息获取渠道；⑨内部政策和激励。

4．个体特征　包括：①个体的干预相关知识和信念；②自我效能；③个体的干预实施步骤；④个体对干预机构的认同；⑤其他个体特征。

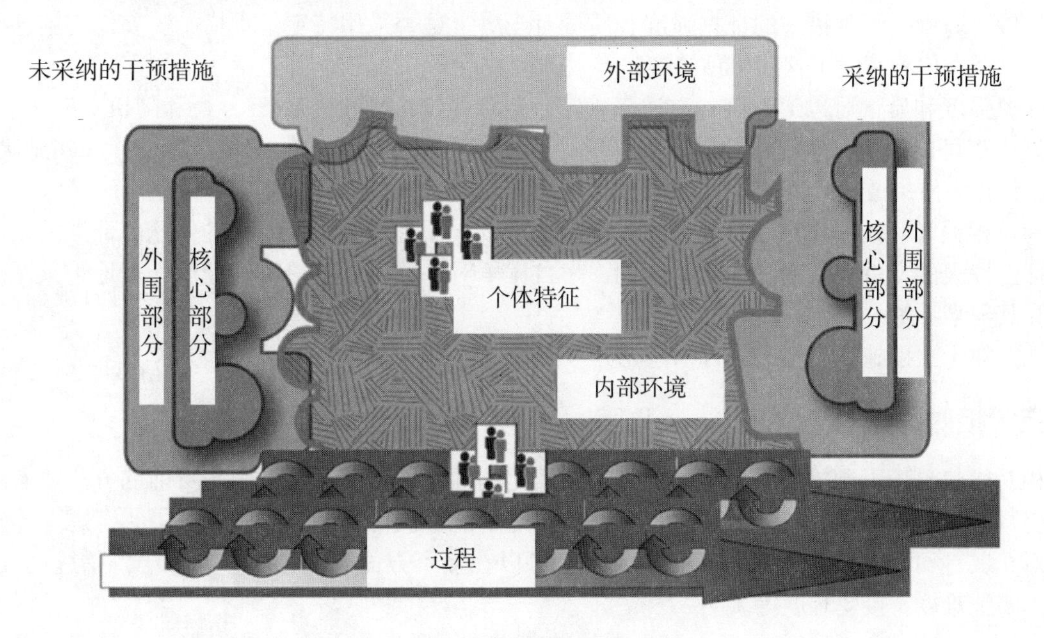

图 3–1　CFIR 模型的五个模块

5．过程 包括：①制订研究计划；②招募研究个体；③实施干预计划；④干预的反馈和评价；⑤修订和完善；⑥参与患者及其家庭；⑦培训和教育。

第一节 干预措施的特征

在 CFIR 模型中，干预措施是指介入或干预项目，包括介入的特点和优势。这一维度主要考虑干预措施的性质和质量，以及它们是否与目标人群的需要和价值观相一致，是否有足够的资源和支持。

干预措施包括了与实施有关的计划和行动，例如改变健康服务的实施方式、培训工作人员、使用新技术等。该模块包含以下几个方面。

一、干预措施来源

干预措施来源指实施干预措施的来源，通常可以分为以下几种：

（1）外部组织：干预措施来自外部组织或机构，例如政府部门、专业组织、非政府组织等。

（2）内部组织：干预措施来自内部组织或机构，例如医院、诊所、学校、企业等。

（3）团队内部：干预措施来自研究团队内部，例如研究团队设计的新型干预措施。

（4）社区或受众：干预措施来自社区或受众，例如社区居民、患者、家属、医生等。

例如关键的利益相关者选择的干预措施可以源于外部组织，也可以源于内部组织。干预可能由一个好主意、一个问题的解决方法或者其他基层的成就在内部发展而来，也可以由外部机构（如供应商或研究组）发展而来。另外，来源的合法性也可能影响实施。

干预措施的来源不仅可以影响干预措施的有效性和可持续性，也可以影响实施的过程和结果。因此，在实施性研究中，了解干预措施的来源，有助于更好地评估干预措施的实施效果和可行性，为干预措施的推广和应用提供参考依据。

二、证据的强度和质量

干预措施的证据强度和质量指干预措施的证据是否基于有力的科学证据，其有效性是否已经得到验证，并且是否已经进行了有效的质量控制，即干预措施所基于的科学证据的质量和强度。在实施性研究中，干预措施的证据强度和质量对于决定是否采用特定干预措施、如何实施这些干预措施以及在何种情况下这些干预措施是有效的至关重要。

证据强度和质量可以通过多种方法来确定，包括系统性评价、Meta 分析和随机对照试验等。这些方法都可以评估科学证据的质量和强度，以支持实施性研究中的干预措施选择和实施决策。系统性评价、Meta 分析和随机对照试验等方法可以用于确定证据的强度和质量。

利益相关者对证据质量和有效性的看法，支持了干预将产生预期结果的信念。证据的来源可能包括已发表的文献、指南、同行的案例、来自竞争对手的信息、患者的经历、本地干预试点的结果和其他来源等。

在选择干预措施和实施决策时，应充分考虑证据的强度和质量。

三、相对优势

相对优势是指干预措施与现有做法或方案相比的优越性，即干预措施与目前的方法或实践相比是否具有更好的效果，是否更容易实施，并且是否能够满足目标人群的需要。它考虑了干预措施相对于其他可选项的优势和利益。相对优势可以在多个方面进行比较，包括干预措施的效果、成本、实施难度、接受程度等。

在评估相对优势时，需要考虑目标群体的需求和意见，以及干预措施与其他替代方案的比较。相对优势可以通过定量和定性数据来评估，例如基于问卷调查或实地观察的数据收集和分析方法。

相对优势对于实施性研究至关重要，因为如果干预措施在相对优势方面无法满足目标群体的需求和期望，那么实施的成功与否就可能会受到影响。同时，相对优势的评估可以为实施性研究提供指导，帮助决策者确定最适合的干预措施。

四、适应性

适应性指的是干预措施是否能够在不同的环境、场所和受众中进行适应和修改。具体来说，评估干预措施的适应性时应考虑：①干预措施的定制性：干预措施是否能够根据受众的特定需求进行个性化定制，以提高干预效果。②干预措施的可调整性：干预措施能否针对特定的实施环境进行适当调整，以满足受众的需要。③干预措施的可替代性：干预措施是否能够替代或与现有的干预措施相结合，以提高实施效果。实施环境的差异性和多样性是不可避免的，干预措施需要具有适应性，才能够在不同的实施环境中得到广泛应用，并具有较好的实施效果。

五、可试用性

可试用性指的是在实施干预措施之前，研究团队或相关人员可以在小规模或有限范围内试用干预措施的能力。这可以帮助确定干预措施是否适合在更大范围内实施。这个概念强调了在实施新干预措施之前进行试验或试用的重要性，这可以在实施全面干预措施之前识别和解决问题，以提高干预措施的有效性和可持续性。试用干预措施的过程可以为干预措施的实施提供实践经验和反馈，有助于更好地了解干预措施的实施需求，缩短干预措施实施的时间，并提高干预措施的可行性和可持续性。

六、复杂性

复杂性是指干预措施所涉及的任务、程序、技能、信息和交互的难度和复杂程度。这包括干预措施的理解难度、需要的技能、需要的资源、时间和资金的投入等方面。在CFIR模型中，复杂性被定义为“实施干预措施所需的难度和复杂性的程度，包括任务、程序、技能、信息和交互的复杂性”。

在实施性研究中，理解和考虑干预措施的复杂性对于成功实施和持续实施干预措施非常重要。过于复杂或难以理解的干预措施可能会导致实施失败或实施过程中的困难，从而降低干预措施的效果和可持续性。因此，在设计干预措施时需要考虑其复杂性，并尽可能简化干预措施的设计，使其易于理解和实施。此外，在实施过程中，需要密切监测干预措施的复杂性，及时采取调整措施，确保实施的顺利进行。

七、设计质量和集成

设计质量和集成指的是干预措施的外观和质量，以及如何将它们与其他干预措施和流程进行整合和组合。它包括：①干预措施的设计质量：是指它们的可用性、易用性、可靠性、有效性和安全性等方面的特征。这些特征可能会影响干预措施的接受度和使用率。例如，一个易用性良好、操作简单的干预措施可能比一个复杂的干预措施更受欢迎。②干预措施的包装：是指如何将它们与其他干预措施和流程进行整合和组合。包装可能影响干预措施的实施和使用，例如，一个与其他流程和干预措施相互独立的干预措施可能更容易实施。③干预措施的兼容性：是指它们与现有流程和文化的一致性程度。兼容性越高，干预措施就越容易被接受和实施。④干预措施的集成：是指将它们与其他流程和干预措施结合起来形成一个整体，以达到更好的实施和使用效果。干预措施的集成可能涉及不同干预措施之间的协调和协作。

八、成本

成本是指评估干预措施所需的经济成本，包括开发、实施、维护和评估干预措施的费用。这一子项主要关注干预措施对资源的需求和成本效益的平衡。通过考虑干预措施的成本和效果，可以更好地了解干预措施的可持续性和可接受性，帮助决策者更好地理解干预措施是否值得实施。具体包括：①开发成本：干预措施的开发成本包括研究、测试、设计和制订干预措施的费用。②实施成本：干预措施的实施成本包括培训、设备、人员和材料等费用。③维护成本：干预措施的维护成本包括更新、修复和维护干预措施所需的费用。④评估成本：干预措施的评估成本包括对干预措施进行评估所需的费用。

第二节　外部环境

外部环境是指组织所处的外部环境，这些因素可能影响干预措施的实施和结果，即在实施特定干预措施时，环境对其成功实施的影响因素。这些因素可能包括组织所在的社区、法律、政策、经济和文化背景等因素。外部环境的重要性在于这些因素可以对干预措施的接受度、可行性和成功实施产生影响，因此需要在实施性研究中予以考虑。

在实施性研究中，需要考虑外部环境对干预措施的影响，例如政策、法规、资源等方面的限制和支持。这些因素可以影响干预措施的可行性、可持续性和影响范围。因此，评估和描述外部环境因素对于评价干预措施的实施和成功至关重要。

一、患者需求和资源

患者需求和资源是指患者的需要、期望和资源，以及社区、团体和社会对患者的需求和资源的影响。它涵盖了以下方面。

（1）患者需求：指患者在接受治疗或干预措施时所需要的支持、帮助、关注和关怀。这包括生理、心理和社会需求，例如疾病治疗、健康管理、心理支持和康复。

（2）患者资源：指患者可用于满足其需求的资源，例如经济、社会和文化资源。这些资源可以影响患者对治疗或干预措施的接受度和依从性。

（3）社区需求：指社区对患者需求的影响，例如社会支持、社区服务和社会偏见。这些需求可以影响患者在治疗或干预措施中的参与度和依从性。

（4）社区资源：指社区可用于满足患者需求的资源，例如医疗设施、健康专业人员、社会组织和基础设施。这些资源可以影响患者接受治疗或干预措施的便利程度和效果。

在实施性研究中，评估和考虑患者需求和资源以及社区需求和资源的因素对于确保干预措施的接受度、可行性和效果至关重要。实施方已经准确了解患者需求的程度，以及满足这些需求所面临的障碍和促进因素，并确定其优先次序。改善患者的健康和福祉是所有医疗机构的使命，并且已有很多呼吁要求更加以患者为中心。以患者为中心的机构更有可能有效地实施变革。许多研究采用或实施理论都意识到考虑患者特征的重要性，对患者需求和资源的考虑是任何旨在改善患者健康结局的实施所必不可少的。

在确定患者需求和资源时，常用到可持续性模型（The Practical，Robust Implementation and Sustainability Model，PRISM）。PRISM 是一种可持续性模型，用于评估健康服务实现的可持续性。PRISM 是“可持续性计划和实施测量工具”的英文缩写，由五个维度组成：政策、资源、治理、管理和监测。该模型可以帮助评估健康服务实现的可持续性，确定影响可持续性的因素，并提供改进措施。PRISM 模型可以用于评估各种健康服务实现的可持续性，包括传染病控制、卫生系统强化、慢性病管理和健康促进等，其包括六个要素：给患者提供选择；解决患者的问题；项目各部分间的过渡是连续的；复杂程度和成本最小化；患者对服务和可及性的满意度高；能够获得反馈。

二、干预机构协作网络

干预机构协作网络指机构与其他外部机构之间协作的程度。支持和促进工作人员进行外部跨机构协作的机构更有可能快速实施新的干预。机构中个人关系的集体网络代表了机构的社会资本。社会资本是用来描述这些关系的质量和程度的一个术语，包括共同愿景和信息共享两个维度。社会资本的一个组成部分是人或组织外的人或团体之间的外部桥梁。干预机构协作网络主要关注干预措施实施的外部环境中，干预机构之间的协作和关系。具体来说，它指的是干预措施实施过程中，干预机构与其他机构的互动和联系，以及这些联系是否促进了干预措施的实施和推广。

在实施性研究中，干预机构协作网络可以被视为一个重要的评价指标。通过评估干预机构之间的协作网络，可以了解干预措施实施的外部环境中，是否存在合适的合作伙伴，以及它们之间的协作是否能够为干预措施的实施和推广带来实际效益。这些信息可以为干预措施的持续实施和推广提供有价值的参考，同时也有助于优化干预措施的实施策略。

在评价干预机构协作网络时，一些关键要点包括：

（1）干预机构之间的协作程度：包括机构之间的联系和合作，以及他们在干预措施实施中扮演的角色。

（2）协作的目的：干预机构之间的协作是否针对共同的目标，例如提高干预措施的效果或扩大覆盖范围。

（3）协作的效果：干预机构之间的协作是否实现了预期的效果，例如提高干预措施的实施率或改善干预效果。

（4）协作的持续性：干预机构之间的协作是否持续，以及在干预措施实施过程中是否需要调整。

通过评估这些要点，可以更好地了解干预机构之间的协作网络，并为干预措施的持续实施和推广提供有价值的信息。

三、同行压力

同行压力是指来自同行专家、同行机构或患者的社会压力和期望，这些压力和期望可能会影响医务人员的行为和决策。这些同行的压力和期望可能来自各种渠道，如专业协会、社区团体、政策制定者、健康保险公司和患者。这些同行的压力和期望可能会影响医务人员的态度、接受程度、参与度和合作程度，因此需要在实施性研究中加以考虑和评估。

同行压力通常是由于大多数或者其他重要的同行或竞争组织已经实施，或追求竞争优势，而在实施干预时模仿产生的竞争压力。"同行"可以指任何可以感受到某种程度的竞争力的外部实体机构，例如市场上的竞争对手、其他医院等。对于开展实施较晚的机构来说，执行的压力可能非常大。

评估同行压力可以从以下几个方面入手：①同行专家的看法：了解同行专家对于干预措施的态度和看法，包括对干预措施的支持、反对或中立等，以及对于干预措施的必要性、可行性和有效性等方面的看法。②同行机构的支持：了解同行机构对于干预措施的支持程度和参与度，包括同行机构对于干预措施的宣传、推广和合作等方面的支持。③患者的期望和反馈：了解患者对于干预措施的期望和反馈，包括患者对于干预措施的接受程度、参与程度和满意程度等方面的反馈，以及患者对于医务人员的期望和要求等方面的期望。④政策和激励措施：了解政策和激励措施对于医务人员的影响，包括政策和激励措施对于医务人员参与干预措施的动力和限制等方面的影响。⑤通过评估同行压力，可以更好地了解干预措施在实施过程中面临的外部压力和期望，并在此基础上进行干预措施的设计和优化，提高干预措施的可行性和可持续性。

四、外部政策和激励措施

外部政策和激励措施是指来自政策、法规、法律和激励措施等方面对于干预措施实施的影响。这些因素可能包括政策的制定、监管和实施，以及对干预措施的资金和资源支持。

具体来说，外部政策和激励措施可能包括财政补贴、奖励或惩罚机制、奖学金或资助、合同或采购政策、质量标准和认证、利益相关者的政策影响以及相关的社会文化环境等。

在实施性研究中，考虑外部政策和激励措施对于干预措施的影响可以帮助研究人员更好地理解干预措施的可行性和可持续性，并为干预措施的设计和实施提供相关的建议。此外，考虑外部政策和激励措施的影响还可以帮助研究人员更好地评估和比较不同干预措施的成本效益和效果。

第三节　内部环境

组织内部环境，包括组织文化、领导、资源、网络和交流等因素，其重要性在于可影响干预措施的实施和持久化。

具体来说，内部环境中的因素可以影响干预措施在实践中的可行性、可接受性和适应性。例如，组织文化和领导可以影响员工对干预措施的态度和行为；资源和网络可以影响干预措施的实施效率和质量；交流和反馈可以帮助组织及时了解干预措施的实施情况和效果，并进行调整。

一、干预机构的结构特征

干预机构的结构特征是指一个机构的社会架构、年龄、成熟度和规模。社会架构描述了如何将大量的人聚集到较小的群体中并加以区分，以及如何协调这些不同群体的独立行动以产生整体产品或服务。从总体上讲，结构特征是定量的度量，并且在大多数情况下，已经为它们开发了度量工具和方法。包括干预机构的结构、文化和流程等方面的特征。这些特征可以影响干预的实施过程和效果，因此需要在实施性研究中进行考虑和评价。

在实施性研究中，评估干预机构的结构特征可以帮助识别潜在的影响干预实施和效果的因素，并提供有关如何改进干预机构的建议。

二、网络和沟通

网络和沟通是指干预机构内部人员之间的联系和信息沟通的特征，以及干预机构与其他外部机构之间的联系和信息沟通的特征。

社会资本描述了关系的质量和程度，包括共享愿景和信息共享的维度。社会资本的一个组成部分是机构内人与人之间的内在联系。复杂性理论认为，人与人之间的联系可能比个人的特征更为重要，并且建立联系可以对实施产生积极影响。这些关系可能会表现出建立“团队”或“社区”的意识，有助于提高实施的效果。高质量的正式沟通有助于有效的实施。使员工感到受欢迎(良好同化)、同事间合作、同级或跨级的反馈和审查、目标任务的清晰沟通、人员的凝聚力和非正式沟通的质量等都有助于有效的实施。

具体来说，这个子项考虑的是干预机构内部的人员之间是否有良好的沟通渠道和协作网络，包括信息共享、沟通效率、团队合作等方面的特征。同时，也考虑干预机构与外部机构之间的合作情况，包括与其他机构的联系和协作、与政策制定者和利益相关者之间的沟通和合作等方面的特征。

网络和沟通需评估：①内部沟通和协作机制的质量和效率：干预机构内部是否有明确的沟通和协作机制，如何促进内部人员之间的信息共享和协作；②外部协作网络的质量和影响力：干预机构是否与其他机构建立了良好的联系和协作关系，如何影响干预的实施和推广；③沟通技能和能力：干预机构内部人员的沟通技能和能力是否足够，是否能够有效地与外部机构进行沟通和协作；④领导支持和推动力度：干预机构的领导是否积极推动内外部的协作和沟通，是否支持和促进相关政策和利益相关者的参与。

三、干预机构的内部文化

干预机构的内部文化指一个机构的规范、价值观和基本原则。大多数的机构变革针对的都是有形、客观的方面，包括工作任务、结构和行为等。但实施失败的一个常见原因是没有改变那些无形的内容，如组织原则、思维或文化。干预机构的内部文化描述了干预机构内部的价值、信念、态度和行为的共同特征，以及这些特征如何影响干预措施的实施。

具体来说，干预机构的内部文化包括：①参与干预的工作人员对干预措施的态度和接受程度；②干预机构的领导风格和管理文化；③干预机构的价值观和信念，例如对患者和服务质量的看法；④干预机构内部的沟通和协作方式；⑤干预机构内部的学习和改进文化，例如是否重视反馈和持续改进；⑥干预机构内部的创新文化，例如是否鼓励尝试新方法和探索新技术。

这些方面的文化因素会影响干预措施的实施，例如它们可能会影响员工对新措施的接受程度、干预机构对新措施的支持程度、沟通和协作的有效性以及对干预措施的持续改进。因此，在实施性研究中，需要考虑干预机构的文化因素，并尝试构建一个积极的内部文化环境，以促进干预措施的有效实施和持续改进。

四、实施环境

实施环境是指在干预机构内部，关于实施特定干预措施的对象的态度和看法，以及这些员工对干预措施的支持程度和共识度。实施环境包括以下几个要点：①接受程度：指实施对象对干预措施的接受程度和认同度，以及对干预措施相关信息的理解程度和准确度。②意愿程度：指实施对象愿意参与和支持干预措施的程度，以及在实施过程中愿意投入多少精力和资源。③压力程度：指实施对象在实施过程中是否存在来自机构内部或外部的压力，例如时间压力、经济压力、政策压力等。④工作环境：指实施对象的工作环境是否支持干预措施的实施，例如是否有必要的资源、技术支持、培训和学习机会等。⑤政策和监管：指政策和监管对干预措施实施的影响，例如政府政策、机构规定、行业标准等。

在实施性研究中，实施环境可以影响干预措施的实施效果和效率。如果实施环境不支持或者反对干预措施的实施，那么很可能会导致实施过程中的困难和挫折，从而影响干预措施的实施质量和效果。

为干预提供积极实施环境有以下六个方面。

（1）变革的迫切性：利益相关者将目前情况视为不能容忍或需要改变的程度。

（2）兼容性：参与的个人赋予干预的意义和价值之间有形的契合程度，这些与个人自身的规范、价值观、感知的风险和需求的契合程度，以及干预措施与现有工作流程和系统的适应程度。

（3）相对优先级：个人对组织内实施干预重要性的共同认知。

（4）组织激励和奖励：外部激励措施，如目标共享奖励、绩效考核、晋升、加薪等；以及无形激励措施，如提高地位和尊重等。

（5）目标和反馈：目标被清楚地传达、执行和反馈给员工的程度，以及反馈与目标的一致性。

（6）学习氛围：领导者公开表达他们自己的失误，并需要团队成员的帮助和投入；团队成员认为自己在变革过程中是必不可少的，是有价值的、有专业知识的合作者；成员在尝试新方法时有安全感；有足够的时间和空间进行反思和评估。

第四节　个体特征

个体特征指的是参与实施或接受干预的个体的特征，包括个体的态度、信念、知识、技能、经验、文化背景等方面的因素。这些个体特征对于干预的成功与否、效果和持续性都有重要影响。

个体特征可能会影响个体对于干预的接受和实施，从而影响干预的成功与否、效果和持续性。因此，在干预的设计和实施中，需要考虑和评估个体特征，以便更好地制订干预方案、培训和支持个体，提高干预的成功率和效果。

一、个体的干预相关知识和信念

个体的干预相关知识和信念指个体对干预的态度，以及对干预事实、真相、原则等的熟悉程度，以及运用干预技巧的能力，主要依赖于对实施相关知识和原理的充分理解。积极应用干预措施可以反映为对干预措施的正向情感反应。通常，从同行处得到的基于个人经验的主观意见更容易理解和令人信服，这些意见有助于产生积极性，从而促进干预的实施。

个体的干预相关知识和信念包括：①个体对干预措施的理解程度：指个体对干预措施的目的、过程、效果等方面的理解程度。②个体对干预措施的信任度：指个体对干预措施的可靠性、安全性、有效性等方面的信任程度。③个体对干预措施的期望值：指个体对干预措施的效果、时间、成本等方面的期望程度。④个体对干预措施的态度：指个体对干预措施的喜好、态度、意愿等方面的态度。

二、自我效能

自我效能指个体对自己是否有能力执行干预方案并实现目标的自信程度。自我效能是大多数个人行为改变理论的重要组成部分。自我效能取决于在特定环境下执行特定行动的能力。一个人对自己实现实施目标的能力越自信，其自我效能就越高。具有较高自我效能的个体更有可能做出接受干预措施的决定，并且在面对阻碍时也能继续坚持执行。在干预实施中，个体的自我效能水平可能影响其对于干预措施的接受程度和实施质量。

自我效能具有以下特点：①自我效能是基于既往经验和自我观察的，因此可以通过改变这些因素来提高自我效能。②自我效能与个体的信心、动机和行为表现密切相关。③自我效能可以通过多种途径进行提高，如提供反馈、提高技能和知识、鼓励和支持等。④在干预实施中，个体的自我效能水平可能受到干预措施的复杂程度、资源可用性等因素的影响。⑤针对个体的自我效能水平，可以采取一些策略，如提供培训和教育、提供支持和鼓励等来提高其干预实施能力。

三、个体的干预实施步骤

个体的干预实施步骤指个体在接受干预或实施干预时所处的阶段，即个体所处的阶段按特征可描述为逐渐从熟练、热情到持续地接受干预的变化过程。这一概念源自于普罗斯卡的跨理论模型（Prochaska’s transtheoretical model），该理论认为人们对于行为变化的过程可以分为不同的阶段，包括前意向阶段、意向阶段、准备阶段、行动阶段和维持阶段等。这些阶段不仅反映了个体在行为变化上的不同状态，还可对干预措施的选择和实施产生影响。

前意向阶段（precontemplation）：个体没有意识到自己的问题，也没有意图改变。

意向阶段（contemplation）：个体开始意识到自己的问题，并考虑采取行动来解决问题。

准备阶段（preparation）：个体打算近期采取行动来解决问题，并开始采取一些措施来为变革做准备。

行动阶段（action）：个体采取行动，开始执行计划，试图解决问题。

维持阶段（maintenance）：个体已经成功地解决了问题，并继续采取措施来保持变革效果，防止回弹。

对于实施性研究来说，了解个体所处的实施阶段可以帮助研究者和干预者更好地了解个体在行为变化方面的需求和阻碍，从而有针对性地设计干预策略和提供支持。同时，个体实施阶段也可以影响干预的效果，因此需要在实施性研究中考虑到这一因素。

四、个体对干预机构的认同

个体对干预机构的认同是指个体在工作环境中对组织的归属感和联系感，以及对组织价值和目标的共鸣程度。在实施性研究中，这是一个重要的个体特征，因为个体对干预机构的认同程度会影响其对干预措施的接受程度和积极性。

具体来说，如果个体对干预机构的认同程度高，那么他们可能更容易接受干预措施并为之付出努力。此外，个体认同感高的组织也更有可能吸引和保留高素质的工作人员，进一步提高干预的质量和效果。

因此，在实施性研究中，需要考虑和测量个体对干预机构的认同程度，以了解其对干预措施的态度和行为。同时，需要关注和改善组织氛围和文化，以提高个体对组织的认同感和归属感。

五、其他个体特征

其他个体特征包括个体的性别、年龄、教育程度、职业、种族、文化背景等，以及个体的心理特征，如个体的情绪、健康状况、人格、态度、价值观等。这些个体特征可以影响个体对干预措施的接受程度、对实施过程中的问题的解决能力、对实施过程中的压力的承受能力等。因此，在实施性研究中需要关注这些个体特征，制订针对不同特征的干预措施，以促进干预措施的成功实施。

第五节　干预过程

干预过程指的是干预的实施和执行过程，包括干预的规划、实施、监督、评估和调整等各个方面。在公共卫生领域的实施性研究中，干预的过程是非常重要的，因为它涉及干预的实施和执行效果，直接影响干预的成效。过程评估可以帮助研究者了解干预的实施情况，发现问题和改进措施，促进干预的有效实施。

CFIR 模型中的干预过程是评估干预实施和执行的关键要素之一，能够帮助研究者全面了解干预过程中的优势和不足，以及存在的问题，为干预的有效实施和改进提供依据。

一、制订研究计划

制订研究计划是指在实施干预前，对干预策略和方案进行详细的规划和制订。这个过程包括明确干预目标、确定干预策略和措施、制订干预计划和时间表、确定实施过程中需要的资源、明确干预过程中各个参与方的责任和角色等。

在实施性研究中，该步骤是一个至关重要的阶段，因为它可以帮助研究人员明确研究的目标、确定实现这些目标所需的步骤和资源，并将其转化为具体可行的行动计划。这有助于确保干预的有效性和可持续性。

制订研究计划时应注意：①确定干预目标和预期结果，明确研究问题和假设。②根据研究目标和问题，选择最适合的干预策略和措施。③制订详细的干预计划和时间表，包括干预的实施时间、地点、参与人员、责任和角色等。④确定干预过程中所需的资源和支持，包括人力、物力和财力等。⑤确定干预过程中的监测和评估指标，以便在干预过程中对进展情况进行跟踪和评估，并及时进行调整和改进。⑥预先规划和准备干预过程中可能遇到的问题和挑战，制订应对措施和方案。

二、招募研究个体

招募研究个体指的是研究人员与潜在参与者或实际参与者进行互动和沟通，以鼓励他们参与研究。这一阶段的目的是确保研究人员能够获得足够数量和代表性的研究参与者，并最大限度地提高参与者的参与度和忠诚度。即通过社会营销、教育、角色示范、培训和其他类似活动的组合策略，吸引个体参与干预研究。

在这一阶段，研究人员需要了解目标人群的特征和需求，并采用多种策略来吸引和保持他们的参与，如个性化的邀请信、电话回访、社交媒体推广、宣传海报等。此外，研究人员还需要建立良好的沟通渠道，与参与者建立良好的关系，并为他们提供必要的支持和鼓励。

招募参与者对于实施性研究的成功至关重要，因为样本的代表性和数量会直接影响研究结果的可靠性和外推性。因此，在招募过程中，研究人员需要密切关注参与者的反应和回应，及时调整招募策略，确保达到招募目标。

其中，角色示范有四种：①意见领袖：指组织中能够在实施干预的态度和信念方面对同事产生正式或非正式影响的个体。目前普遍认为有两种不同类型的意见领袖，即专家和同行：专家意见领袖通过自己的权威和地位施加影响；而同行意见领袖则通过其代表性和公信力施加影响。②正式任命的执行领导者：指来自组织内部的、已经正式被任命为协调员、项目经理、组长或其他类似角色的或负责实施干预工作的个体。这些领导者可以有也可以没有明确的时间专门用于这项任务，实施是他们工作的一部分。③支持者：指支持、营销和推动实施的个体，以降低某一组织中可能出现的对干预的忽视或抵触。④外部变化推动者：指外部实体中，朝着理想的方向影响或推动干预决策的个体。他们通常在组织变革理论或引入组织的技术领域接受过专业培训。

三、实施干预计划

实施干预计划指的是按计划实施或完成干预。干预计划的实施可能没有明确或正式的计划，这使得干预计划实施的评估变得困难。干预计划实施的质量包括对行动方案预案的执行一致性、完成的强度（质量和深度）、任务完成的时效性以及项目实施过程中主要参与者（实施领导者）的参与程度等。

实施干预计划是实现干预目标的关键步骤。在干预过程中，需要根据实际情况不断调整干预计划和方法，以确保干预效果最优化。同时，需要对干预过程进行监测和管理，以确保干预过程的顺利进行和有效性。

四、干预的反馈和评价

干预的反馈和评价是指对干预实施过程和结果的反思和评价，旨在确定干预是否成功并了解如何改进未来的干预计划。这是一个非常重要的步骤，因为它可以为未来的干预计划提供宝贵的经验和教训，并帮助研究人员了解干预的成功和失败之处。干预目标应符合 SMART 原则，即具体的、可衡量的、可实现的、相关的和有时间限制的。

（1）具体的（specific）：明确目标或计划的具体内容，避免模糊和笼统的表述。

（2）可衡量的（measurable）：确保目标或计划可以被衡量和评估，需要确定衡量指标和方法。

（3）可实现的（achievable）：确保目标或计划是可实现的，并考虑到可行性、资源、时间等因素。

（4）相关的（relevant）：确保目标或计划与干预主题和研究问题相关，并与干预目标相一致。

（5）有时间限制的（time-bound）：确保目标或计划有明确的时间表和截止日期，以便对实施进展进行监测和评估。

使用SMART原则可以促进实施性研究中的干预目标和计划更加明确、具体和可行，有助于提高实施效果和评价干预成效。

实例五

综合医疗保健服务干预

研究目的：以更低的成本为患者带来更好的健康收益。

研究题目：医疗保健服务干预效果研究。

健康问题：医疗保健服务。

地理环境：美国。

目标人群：患者。

背景：美国各地正在实施多项医疗保健服务干预措施，目的是以更低的成本为患者带来更好的健康收益。这些医疗保健服务的干预措施与他们所希望提高的健康服务一样复杂。并且，这些医疗保健服务干预措施的实施背景也日益复杂，包括服务机构内部和相互之间的依赖与相互作用。要了解在实施这些多方面干预措施时初级保健的进展如何，需要进行系统的研究，以便获得影响实施的因素。然而，许多研究并没有考虑到利益相关者的实际需求以达到更好的收益：这些利益相关者包括患者、健康从业者以及帮助健康从业者协调保健服务的人。快速循环评估可以为利益相关者提供及时的干预效果评估和持续的反馈，从而在实施期间持续改进干预措施，最大限度地提高干预的有效性。

在本案例中，使用CFIR来指导数据收集、分析和报告与实施综合初级保健（comprehensive primary care，CPC）倡议相关的可行性研究结果。2012年，医疗保险和医疗补助服务中心（centers for medicaid services，CMS）发起了一项为期4年的多方倡议，旨在加强初级保健，改善健康水平，降低成本，提升患者和医疗服务提供者的体验。CMS与全美七个地区的39个商业和国家健康保险计划合作，为497个参与初级保健实践的项目以月度保健管理费（除定期服务费）和分享资金的机会提供财政支持。此外，CPC还提供常规的数据反馈和学习机会，重点指导完善5个初级保健功能性服务：保健的获得和连续性；慢性病和预防性计划保健；风险分级保健管理；患者及家属的参与；与患者的其他医疗保健服务协调。

本研究针对CPC倡议（一项初级保健实践转化的倡议）的实施进行了形成性的多案例定性调查。采用CFIR模型中的步骤，指导收集丰富的定性数据，进行快速循环数据分析，形成了2013年（5年评估中的第2年）关于影响实施和干预结果的背景及干预背景和干预因素的可行性研究结果的报告。评估的目标之一是了解实践如何在五个基本护理职能领域实施变革。围绕实践转型的具体研究目标是：①描述实施为实现五个核心计划组件而做出的改变；②描述实施中用于做出这些改变的策略；③确定实施变更时面临的阻碍和推动者。研究团队由1名医学人口学家、2名初级保健医师研究人员、2名初级保健和实施科学方面的社会科学专家以及若干研究分析师组成。

在选择实践项目时，按项目规模对每个区域的实践项目进行分层（小型、中型和大型实践），在每个地区的类别中，随机选择两个实践，将其指定为主要实践，并选择另一个实践作为备选，使用最终选择的14个主要实践和7个备选实践，估计所有CPC实践在其他特征如房屋所有权、农村或城市地区和之前对家庭医疗的认可等的分布情况。这个过程确保了包括大致相同数量的小型、中型和大型实践。然后，在2013年6—10月访问了21种选定的实践，每个实践持续1天或2天（具体取决于实践规模）。在交流期间，通过使用半结构式访谈提纲对多个受访者进行深度访谈，包括主管医生、业务经理、其他临床医生，以及参与CPC相关实践职能的行政人员和医疗辅助人员等。在小型实践中，通常会采访所有的员工；在更大型的实践中，一般情况下会采访5～7名受访者，所有访谈确保能够得到关于CPC实施中各种不同的观点，访谈时间为30～90分钟，所有采访都是根据录音逐字记录的。受访者的问题主要包括：①每个核心组成部分在实践中如何发挥作用；②实践功能和工作流程如何支持（或不支持）核心组成部分；③每个组成部分的实施过程中遇到了什么挑战；④有什么措施可以帮助每个组成部分的运行；⑤患者对每个组成部分有怎样的反馈。

除了深度访谈之外，还制定了一份清单，以指导对实践背景的观察和CPC相关的工作流程以及对行政和医疗辅助人员进行的非正式访谈。这份清单促使研究者注意到通过CFIR规定范围对实践环境进行观察，包括：①实践的内部环境；②实践成员对CPC重要事项的理解；③实施CPC重要事项的过程；④实践一定程度的外部环境。本研究还追踪了更多的临床和行政支持人员，并进行了非正式访谈，以澄清在半结构化访谈中讨论的问题。观察和非正式访谈为员工在整个实践过程中理解和支持CPC的目标以及为实现这些目标而进行的工作流程的变化提供了支持。研究者尽可能全面地了解实践中CPC的实施情况。在每次现场访谈后24小时内进行记录。这些观察结果和非正式访谈的现场记录都包括在数据分析中。通过预先测试访谈指南和观察清单，并根据试点受访者的反馈意见和研究团队成员对数据收集工具在获取所需信息方面适用性的观点进行了相应的完善。然后，将这些改进的数据收集工具采访和观察结果汇报于此。

使用标准分析的方法对收集的定性数据进行编码和分析。所有数据运用ATLAS.ti软件进行编码。随后报告调查结果，利用每个程序的分析矩阵和CFIR模块相结合，描述21个实践项目实施中出现的阻碍和促进因素。在调查结果报告中传达定性信息的丰富性，保留这些模式的复杂性，同时最大限度地提高跨项目间的学习。

本节提供了干预实施研究的示例，一项可实施的发现可定义为：提供有关可以对程序进行更改以提高其有效性或对程序实施情况进行改进以提高其与实践融合程度的信息。我们提供的可实施的发现包括对上下文因素的描述，这些上下文因素对于理解CPC实施期间初级保健实践中发生的事情以及这些因素如何影响CPC组成部分在实践工作流程中的操作非常重要。总体来说，CFIR方法通过指导分析和报告以产生超出干预措施本身的详细文档资料，并解决有关干预措施如何、为什么以及在什么条件下能够有效实施的问题，来支持实施性研究的设计。我们认为，我们描述的方法具有广泛的应用前景，并鼓励同行业者使用CFIR以及特定的干预措施代码来指导对丰富的定性数据进行高效且严格的分析。

第六节　干预措施实施推广的促进因素和阻碍因素评价实例

基于循证的干预措施在实施推广过程中会受到许多因素的影响，包括多维度的促进因素与阻碍因素，对这些促进和阻碍因素进行评价有助于改进实施策略，并为干预方案在其他场景中的实施提供经验。本节将以在真实世界中确保儿童青少年充足户外时间以预防近视为例，讲述干预措施实施的促进和阻碍因素评价方法。

一、干预措施介绍

上海增加户外时间减少近视试验（Shanghai time outside to reduce myopia trial，STORM）是一项基于学校的整群随机对照试验，研究对象为一、二年级的小学生。该试验干预时间为2016年10—11月至2018年11月。试验将上海的16个区根据其地理位置和社会经济水平分为城区和县区（7个城区和9个县区）。然后根据学生比例（城区29%、县区71%），随机选择2个城区和6个县区，根据近视患病率，从每个选定的区随机选择3所学校，共纳入24所学校。将每区抽取的3所学校随机分配到干预Ⅰ组、干预Ⅱ组和对照组，并对这些学校的一、二年级小学生进行如下干预。

（1）干预Ⅰ组：每天额外增加40分钟连续的户外时间。

（2）干预Ⅱ组：除了每天额外增加40分钟连续的户外活动外，还要求采取措施确保所有学生在每个课间到户外活动（即额外再增加40分钟户外时间，相当于共额外增加80分钟户外时间）。

（3）对照组：不做额外增加户外时间干预，列入同步观察。

共6967名一、二年级小学生被纳入研究。儿童户外活动时间采用腕部可穿戴设备测量，儿童基线视力情况通过睫状肌麻痹下的计算机验光获得，之后每个月对儿童进行6次非睫状肌麻痹下的计算机验光，每年对经父母知情同意的儿童进行1次睫状肌麻痹下计算机验光。

二、研究方法

为评价该户外活动干预措施在实施过程中的促进和阻碍因素，基于CFIR框架设计访谈提纲，于2022年9—11月，采用方便抽样，对6所STORM试验干预学校的项目负责人和一线教师进行定性访谈，其中对6名学校的项目负责人进行个人深度访谈，对21名一线教师分5组进行焦点小组访谈，了解其实施学生户外活动的促进与阻碍因素，构建的访谈内容见表3-1。因疫情造成的区域隔离原因，所有访谈均通过线上腾讯会议进行。样本量根据信息饱和原则确定。

该6所学校中，1所为城区学校，5所为县区学校。访谈学校和访谈对象编码说明：C-城区学校，X-县区学校；P-学校STORM试验项目分管负责人，F-一线教师。举例：X1为县区第一所学校；X1-F1为县区第一所学校一线教师1号。其中C1、X1、X2、X3、X4既对STORM试验项目分管负责人进行了个人深度访谈，又对一线工作人员进行了小组访谈；X5仅对STORM试验项目分管负责人进行了个人深度访谈。试验以半结构化访谈为主要形式。访谈前告知访谈对象本研究的目的、内容及保密原则，以及访谈过程将进行录屏，在受访对象知情同意后进行访谈，并使用腾讯会议进行录屏。每场个人深度访谈和焦点小组访谈均由至少2名接受过培训的调查员承担：一名为主持人，负责依据访谈提纲进行提问；另一名为记录员，负责进行记录，并补充提问遗漏或重要的问题。个人深度访谈和焦点小组访谈时间在0.5～1小时。在每次访谈结束后及时将访谈录屏转录为文本，发现问题后尽早核对，保证记录的准确性。

访谈结束后，根据定向内容分析法（directed content analysis）对访谈资料进行分析，并以CFIR作为理论框架进行编码。首先，仔细阅读转录文本和访谈记录，对访谈内容有整体的了解。然后根据研究问题对访谈转录文本逐行分析，找出有意义的语句及段落，并按照CFIR官网中获取的编码手册对有意义的语句进行编码、归纳、提炼主题和类属。资料分析和资料收集同步进行，资料分析在资料收集的过程中持续反复进行迭代。使用描述性分析进行信息汇总，并统计CFIR每个构成要素被提到作为促进与障碍因素的学校数。使用如表3-2所列的赋分原则，对每个访谈学校的每一CFIR构成要素进行赋分。

表 3-1 基于 CFIR 构建的访谈内容及提纲对应序号

CFIR 构成要素	内容	附录 1 对应序号	附录 2 对应序号
补充要素[a]	干预内容与流程	1	1
补充要素[a]	总括的促进与障碍因素	2	2
同行压力[c]	与其他学校相比干预措施相对优劣	3	
组织的结构与特征[d]	干预部门与人员	4	3
相对优势[b]	该干预方案内不同措施的优劣比较		4
复杂性[b]	干预措施的复杂程度		5
成本[b]	干预成本，包括金钱与时间	5	6
设计质量与组合[b]	手册、材料等辅助工具的情况		7
可调整性[b]	干预措施的改良、完善情况		8
有关干预方案的知识与信念[e]	对干预方案的看法		9
知识与信息的可及性[d]	获得相关知识的渠道		9
患者需求与资源[c]	学生和家长对干预的反应	6	10
协作与沟通[d]	干预人员之间的协作与沟通	7	11
实施氛围[d]	干预氛围	8	11
个体所处的变革阶段[e]	领导及教师态度、看法的变化	8	9
组织激励与奖励[d]	学校内部激励与惩罚制度	9	
兼容性[d]	干预措施与正常教学流程结合程度	10	12
相对优先性[d]	干预措施是否处于优先级别		13
自我效能[e]	对完成干预措施的信心		14
相对优势[b]	与其他干预方案的相对优劣	11	15
领导力投入[d]	领导者的重要程度	12	17
正式任命的内部实施领导者[f]	任命的领导者的重要程度	12	17
拥护者[f]	一线教师的重要程度	12	17
计划[f]	制订计划、完善计划的情况	13	16
反思与评价[f]	执行例会制度进行反思情况	14	18
补充要素[a]	其他补充信息	15	19

注：[a]为“补充要素”；[b]为“干预方案的特征”维度；[c]为“外部因素”维度；[d]为“内部因素”维度；[e]为“个体特征”维度；[f]为“过程”维度。

附录 1 和附录 2 见本章后。

表 3-2 构成要素赋分标准

赋分	赋分标准
-2	构成要素对户外活动的实施有负面影响，对工作流程或实施工作有阻碍性影响。大多数受访者（至少两个）做出了该构成要素如何以负面方式表现出来的明确示例
-1	构成要素对户外活动的实施有负面影响，对工作流程或实施工作有阻碍性影响。受访者对构成要素的负面表现做出了一般性陈述，但没有具体的例子 该构成要素的负面影响只是顺便或高层次地被提及，没有对该构成要素负面影响的具体描述 构成要素的不同方面影响好坏参半，但总体上具有负面影响 有足够的信息对该构成要素的负面影响做出间接推断

续表

赋分	赋分标准
0	中性描述或仅笼统地提及而没有评价 没有证据表明有积极或消极的影响 不同的可靠受访者相互矛盾 构成要素中不同层面分别有积极和消极的影响，相互平衡，总体而言是中性的
1	构成要素对户外活动的实施有积极影响，对工作流程或实施工作有促进性影响。受访者对构成要素以积极的方式做出一般性陈述，但没有具体的例子 该构成要素的积极影响只是顺便或高层次地被提及，没有对该构成要素积极影响的具体描述 构成要素的不同方面影响好坏参半，但总体上具有积极影响 有足够的信息对该构成要素的积极影响做出间接推断
2	构成要素对户外活动的实施有积极影响，对工作流程或实施工作有促进性影响，大多数受访者（至少两个）做出了该构成要素如何以积极方式表现出来的明确示例
缺失	该构成要素没有被问到，或该构成要素的回答与预期的构成要素不对应，而且被编码到另一个构成要素里

三、结果分析

在CFIR框架指导下汇总分析STORM试验干预校项目负责人及一线教师的访谈信息，发现学校层面确保儿童青少年充足户外时间预防近视促进与障碍因素涉及CFIR框架的各个维度。各维度下各构成要素具体包括的促进因素与障碍因素见表3-3所列。

表3-3　CFIR框架下学校层面实施户外活动的促进因素与障碍因素汇总

CFIR维度及构成要素	促进因素	障碍因素
干预方案的特征		
干预方案的来源	—	—
证据强度与质量	—	—
相对优势	—	—
可调整性	可以因地制宜与学校现有课程规划相整合	—
可试用性	—	—
复杂性	—	户外活动本身受时间、天气等影响
设计质量与组合	手册与讲座结合的形式	
成本	费用低 学校原有器材可使用	—
外部因素		
患者需求与资源	满足学生和家长学习的需求 满足家长帮忙看孩子的需求 满足学生户外活动有趣的需求 提高家长对户外时间重要性的认知	家长因为学习原因不理解 家长担心安全问题 学生觉得户外活动无聊
外部协作	—	—

续表

CFIR 维度及构成要素	促进因素	障碍因素
同行压力	—	—
外部政策与激励	市政府与区政府的支持及津贴补助	—
内部因素		
组织的结构特征	学校成熟的管理制度	—
协作与沟通	分工明确，职责清晰 成立小组，扁平化运作 及时、有效反馈沟通 定期通过例会沟通	—
文化	老师重视学生健康问题的价值理念	—
实施氛围	学校上下齐心协力 老师对干预方案共同接受度高	—
变革迫切性	—	—
兼容性	不影响正常的教学流程 能与原有的其他课程相结合 不过度增加老师工作量	打破原本教学节奏和习惯 影响教学任务的完成 增加老师的负担和工作量
相对优先性	将户外活动作为比较高的优先级	老师担心会对学习产生影响，学习优先级更高
组织激励与奖励	将户外活动执行情况加入考核标准 薪资补贴 评优机会奖励 表彰、流动红旗等精神激励	—
目标与反馈	—	—
学习氛围	所有老师共同出谋划策 学校配合、帮助老师	—
实施准备度	—	开始时工作盲目，缺乏经验，各方面安排易出问题
领导力投入	领导的直接参与 领导的巡查与反馈 领导的重视与支持	—
可用资源	学校场地充足 学校环境适合户外 先进设备的使用 资金来源充足	学校场地不足 缺乏足够器材 学校环境不适合户外
知识与信息的可及性	项目组的宣教	—
个体特征		
有关干预方案的知识与信念	对近视和户外时间的重视	老师不够重视，觉得学习更重要 对户外活动的认识不足 缺乏户外活动实施经验
自我效能	有自信达到目标	额外的工作使人感觉压力较大，缺乏自信

续表

CFIR 维度及构成要素	促进因素	障碍因素
个体所处的变革阶段	体会到户外活动对近视的益处后热情与动力增加	—
个体对组织的认同感	—	—
其他个人特点	—	—
过程		
计划	开始时及时计划 过程中不断优化计划	开始计划时的盲目性 开始时缺乏做计划的意识 计划不够细致，难以执行
动员	对老师进行动员和宣教，强调户外的重要性	—
意见领袖	—	—
正式任命的内部实施领导者	任命分管领导进行监督和沟通 建立领导小组，分配负责事项	—
拥护者	任命突出的老师 一线老师的素质与努力	—
外部的变革推动者	—	—
执行	计划后立刻执行 执行过程中完善干预方案 对执行情况进行督察记录	—
反思与评价	例会制度 及时反馈并修正	—

注：— 表示缺失，即访谈中该构成要素没有被问到，或该构成要素的回答与预期的构成要素不对应，而且被编码到另一个构成要素里。

在访谈过程中，每一个学校的项目负责人与一线教师会提到 CFIR 不同维度下的构成要素是户外活动实施过程中的促进因素或障碍因素，并且每一个构成要素可能会被多个学校视为促进因素或障碍因素，每个构成要素被视为促进因素或障碍因素的学校数量见表 3-4 所列。

在促进因素中，领导的直接参与、巡查反馈和重视支持，以及干预过程中的例会和及时反馈制度是被最多学校提及的促进户外活动实施的因素。“内部因素”维度的“领导力投入”和“过程”维度的“反思与评价”均被 6 所学校提及。其次是“外部因素”维度的“患者需求与资源”、“内部因素”维度的“协作与沟通”，此二者被 5 所学校提及。“内部因素”维度的“可用资源”和“过程”维度的“动员”被 4 所学校提及。

在障碍因素中，家长的不理解和对学生安全及学业的顾虑是被最多学校提及的阻碍户外活动实施的因素。“外部因素”维度的“患者需求与资源”被 6 所学校提及。其次是“个体特征”维度的“有关干预方案的知识与信念”，被 5 所学校提及。“内部因素”维度的“兼容性”被 4 所学校提及。

表 3-4 CFIR 不同构成要素被视为促进因素与障碍因素的学校数

CFIR 维度	CFIR 构成要素	促进因素学校数	障碍因素学校数
干预方案的特征	可调整性	3	0
	复杂性	0	2
	设计质量与组合	1	0
	成本	2	0
外部因素	患者需求与资源	5	6
	外部政策与激励	2	0
内部因素	组织的结构特征	1	0
	协作与沟通	5	0
	文化	2	0
	实施氛围	2	0
	兼容性	2	4
	相对优先性	1	1
	组织激励与奖励	3	0
	学习氛围	2	0
	实施准备度	0	2
	领导力投入	6	0
	可用资源	4	3
	知识与信息的可及性	1	0
个体特征	有关干预方案的知识与信念	3	5
	自我效能	0	1
	个体所处的变革阶段	2	0
过程	计划	3	1
	动员	4	0
	正式任命的内部实施领导者	3	0
	拥护者	3	0
	执行	3	0
	反思与评价	6	0

四、总结优势与不足

户外活动对近视的预防作用已经被相当多的研究所证实，包括生态学研究、横断面研究、队列研究和整群随机对照试验等。然而，尽管户外活动对近视新发的保护作用被广泛认同，其开展所需成本也较低，但儿童青少年户外活动时间却仍旧不理想。一项对于全国学生常见病及健康危险因素监测数据的研究表明，中国 1/3 的学生每天户外活动时间不足 1 小时，仅有 25.7% 的儿童青少年每天户外活动时间达到 2 小时。本研究通过定性访谈的形式，了解学校层面儿童青少年户外活动的促进与障碍因素，以弥合理论与实施之间的鸿沟，促进真实世界中儿童青少年户外活动的实施，有助于达到降低近视流行的目的。此外，本研究是首次在近视防控领域应用 CFIR 框架，因此扩展了 CFIR 的应用领域。虽然 STORM 试验结束于 2018 年，而访谈进行于 2022 年，时间有所间隔，但由于 STORM 还在进行后续的优化试验和推广，因此访谈所获得的信息仍可被后续研究应用。

本研究所选取的实施场景——学校，也是儿童青少年户外活动促进和近视防控的关键领域。学校对学生的集中管理使得干预措施更方便易行，并有助于对学生进行普遍性和针对性的干预。此外，一旦干预措施被学校接受，并以制度化的方式保留下来，那么这种干预会延续下去，惠及更多的儿童青少年。了解学校的领导和一线教师在学生户外活动实施上的促进和障碍因素，对儿童青少年户外活动促进具有非常大的帮助。

本研究也存在一些不足。有部分参与 STORM 试验的学校领导和一线教师因为离职等原因不可及，会造成信息缺失；部分受访教师由于间隔时间过久可能存在回忆偏倚的问题。另外，本研究使用的 CFIR 框架可能存在各维度间相互重叠的情况，之后的促进与障碍因素研究可以使用 2022 年 CFIR 开发团队优化后发布的更新版 CFIR 进行访谈提纲设计及数据编码分析。

第七节　更新版实施性研究综合框架简介

2022 年 10 月，通过对使用者的回访，CFIR 框架发布了 CFIR 2.0 版本。CFIR 2.0 保持了与 CFIR 在结构上的一致性，增加了部分构成要素，使研究者能更好地识别不同的实施环境中各个维度的影响因素，提升了 CFIR 的适用性。此外，CFIR 2.0 版本也对数据对象进行了清晰定义。更新版实施性研究综合框架（CFIR）构成要素清单见表 3-5 所列。

表 3–5　更新版实施性研究综合框架（CFIR）构成要素清单

框架指导语：

CFIR 旨在收集对实施结果有权利和（或）影响力的个体的数据。关于识别这些个体和选择结果的指导意见，请参阅 CFIR 结果附录。

将 CFIR 应用于项目之前，必须按照下列步骤操作：

①为实施项目定义每个领域的主题（参见如下各领域的指导语）

②必要时，用实施项目中的特定语言替换 CFIR 中宽泛的构成要素语言

③添加构成要素以补充 CFIR 更新版中未涵盖的重要主题

Ⅰ. 变革领域

变革：正在实施的“事物”，例如新的临床治疗、教育项目或城市服务。

使用已发布的报告指南来记录正在实施的变革，例如变革类型、变革核心与可调整的组成部分。注意区分变革（在实施完成后继续存在的“事物”）与实施过程和实施策略（在实施完成后结束的活动）

构成要素名称	构成要素定义 相应程度：
A. 变革的来源	发起和（或）支持实施变革的团体是有信誉的、可靠的和（或）可信赖的
B. 变革的证据基础	有强有力的证据支持变革的有效性
C. 变革的相对优势	此变革优于其他可用的变革或当前实践
D. 变革的可调整性	变革可以被调整、定制或优化，以适应本土环境或需求
E. 变革的可试用性	变革可以在小范围内进行测试或试点，并可撤销
F. 变革的复杂性	变革是复杂的，这可以从变革范围和（或）变革关系及步骤的性质和数量上反映出来
G. 变革的设计	变革被精心设计和包装，包括如何组合、集束化和呈现
H. 变革的成本	变革的采购和运营成本是可以负担得起的

续表

Ⅱ. 外部环境领域

外部环境：内部环境所处的场所，例如医院系统、学校区域、省。可能有多个外部环境和（或）在外部环境中有多个级别（例如社区、系统、省）

项目外部环境：记录项目中真实的外部环境，例如类型、位置以及外部环境与内部环境之间的边界

构成要素名称	**构成要素定义** 相应程度：
A. 关键事件	大规模和（或）意外事件干扰变革的实施和（或）执行
B. 当地的态度	社会文化价值观（例如帮助接受者的共同责任）和信念（例如坚信接受者的价值）鼓励外部环境支持变革的实施和（或）执行
C. 当地的条件	经济、环境、政治和（或）技术条件使外部环境能够支持变革的实施和（或）执行
D. 合作伙伴与关联	内部环境与外部机构联网，包括转诊网络、学术联盟和专业组织网络
E. 政策与法律	立法、规章、专业团体指南和建议或认证标准支持变革的实施和（或）执行
F. 资金	有外部机构资金（例如经费、报销）支持变革的实施和（或）执行
G. 外部压力	外部压力推动变革的实施和（或）执行。注意：使用此构成要素来获取与外部压力相关的主题，包括但不限于以下亚组构成要素：
1. 社会压力	大众媒体运动、倡导团体、社会活动或抗议推动变革的实施和（或）执行
2. 市场压力	同行的竞争和（或）效仿推动变革的实施和（或）执行
3. 绩效评估压力	质量或基准测评指标或既定服务目标推动变革的实施和（或）执行

Ⅲ. 内部环境领域

内部环境：实施变革的环境，例如医院、学校、城市。可能有多个内部环境和（或）在内部环境中有多个级别，例如病房、教室、团队

项目内部环境：记录项目中真实的内部环境，例如类型、位置以及外部环境与内部环境之间的边界

构成要素名称	**构成要素定义** 注意：无论是否实施和（或）执行变革，构成要素 A ~ D 都存在于内部环境中，也就是说，它们是内部环境中固有的一般特征
A. 结构特征	基础设施组件支持内部环境的功能表现。注意：使用此构成要素来获取与结构特征相关的主题，包括但不限于以下亚组构成要素：
1. 物质基础设施	支持内部环境功能表现的场所布局、配置以及其他有形的物质特征
2. 信息技术基础设施	支持内部环境功能表现的远程通信、电子文档以及数据存储、管理、报告和分析的技术系统
3. 工作基础设施	支持内部环境功能表现的个人和团队内部及其相互之间的任务与职责分配，以及总体人员配置水平
B. 关系联结	在内部环境内部及不同内部环境之间（例如结构性的、专业性的）具备高质量的正式和非正式关系、网络和团队
C. 沟通	在内部环境内部及不同内部环境之间（例如结构性的、专业性的）具备高质量的正式和非正式信息共享实践
D. 文化	在不同内部环境之间具有共同的价值观、信念和规范。注意：使用此构成要素来获取与文化相关的主题，包括但不限于以下亚组构成要素：
1. 以人的平等为中心	在人与生俱来的平等价值方面，具有共同的价值观、信念和规范
2. 以接受者为中心	在关心、支持和满足接受者的需求和福利方面，具有共同的价值观、信念和规范
3. 以执行者为中心	在关心、支持和满足执行者的需求和福利方面，具有共同的价值观、信念和规范

续表

构成要素名称	构成要素定义
	注意：无论是否实施和（或）执行变革，构成要素 A ～ D 都存在于内部环境中，也就是说，它们是内部环境中固有的一般特征
4. 以学习为中心	在心理安全、持续改进和应用数据指导实践方面，具有共同的价值观、信念和规范
	注意：构成要素 E ～ K 专门针对变革的实施和（或）执行
E. 改变的迫切性	现状不可容忍，需要改变
F. 兼容性	变革与工作流程、系统和过程相契合
G. 相对优先性	与其他倡议相比，实施和执行此变革更重要
H. 激励制度	通过有形和（或）无形的激励和奖励和（或）抑制和惩罚来支持变革的实施和执行
I. 目标一致	变革的实施和执行与内部环境的总体承诺、目的或目标一致
J. 可用资源	可用于实施和执行变革的资源。注意：使用此构成要素来获取与可用资源相关的主题，包括但不限于以下亚组构成要素
1. 资金	可用于实施和执行变革的资金
2. 场所	可用于实施和执行变革的物理空间
3. 材料与设备	可用于实施和执行变革的物资
K. 知识与信息的可及性	可用于实施和执行变革的指导和（或）培训

Ⅳ. 个体领域

个体：个体的角色和特征

角色亚领域

项目角色：记录适用于项目的角色及其在内部或外部环境中的位置

构成要素名称	构成要素定义
A. 高层领导	具有较高权威的个人，包括关键决策者、执行领导者或主管
B. 中层领导	具有中等权威的个人，包括接受高层领导监督和监督其他人的领导
C. 意见领袖	对他人的态度和行为有非正式影响的个人
D. 实施促进者	协助、指导或支持实施的具有学科专业知识的个人
E. 实施负责人	带领大家共同努力实施变革的个人
F. 实施团队成员	与实施负责人合作并支持实施变革的个人，理想情况下包括变革执行者和接受者
G. 其他实施支持者	支持实施负责人和（或）实施团队成员实施变革的个人
H. 变革执行者	直接或间接执行变革的个人
I. 变革接受者	直接或间接接受变革的个人

特征亚领域

项目特征：根据 COM-B 系统（注：能力、机会、动机 - 行为系统）或角色特定理论，记录适用于项目中角色的特征

构成要素名称	构成要素定义 相应程度：
A. 需求	个人在生存、幸福或自我实现方面存在不足，这些不足将通过实施和（或）执行变革来解决
B. 能力	个人具有履行职责的社交能力、知识和技能
C. 机会	个人具有履行职责的时间、施展空间和权力
D. 动机	个人决心履行职责

续表

V. 实施过程领域	
实施过程：实施变革的活动和策略 项目实施过程：记录实施过程框架和（或）用于实施变革的活动和策略。注意区分用于实施变革的实施过程（在实施完成后结束的活动）与变革（在实施完成后继续存在的“事物”）	
构成要素名称	**构成要素定义** 相应程度：
A. 组建团队	联合起来实施变革，在需要互助的任务上有意识地协调与合作
B. 评估需求	收集不同人员优先性、偏好和需求的相关信息。注意：使用此构成要素来获取与评估需求相关的主题，包括但不限于以下亚组构成要素：
1. 变革执行者	收集执行者优先级、偏好和需求的相关信息，以指导变革的实施和执行
2. 变革接受者	收集接受者优先级、偏好和需求的相关信息，以指导变革的实施和执行
C. 评估情境	收集信息以识别和评估实施和执行变革的障碍因素和促进因素
D. 计划	确定角色和职责，列出具体步骤和关键节点，并预先明确实施成功的目标和措施
E. 定制策略	选择并施行实施策略，以克服障碍因素、利用促进因素，并与环境相契合
F. 动员	吸引和鼓励人员参与实施和（或）变革。注意：使用此构成要素来获取与动员相关的主题，包括但不限于以下亚组构成要素：
1. 变革执行者	吸引和鼓励执行者加入实施团队和（或）执行变革
2. 变革接受者	吸引和鼓励接受者加入实施团队和（或）参与变革
G. 执行	以小步骤、测试或改变周期的方式实施，以尝试并逐步优化变革的执行
H. 反思与评价	收集和讨论与实施成功有关的定量和定性信息。注意：使用此构成要素来获取和反思与评价相关的主题，包括但不限于以下亚组构成要素：
1. 实施	收集和讨论与实施成功有关的定量和定性信息
2. 变革	收集和讨论与变革成功有关的定量和定性信息
I. 适应	修改变革和（或）内部环境，以实现最佳契合并融入工作流程

CFIR 结果附录

Ⅰ. 前期评估

名称	定义
A. 可接受性	一项变革被认为是“令人愉快的、可接受的或令人满意的”程度（Proctor，2009）
B. 适宜性	“对于某个实践环境、提供者或使用者而言（……）变革的契合度、相关性或兼容性；和（或）用变革解决一个特定问题的契合度”（Proctor，2009）
C. 可行性	一项变革“能够在某个机构或环境中被成功使用或实施”的程度（Proctor，2009）
D. 实施氛围	内部环境具有实施氛围的程度
E. 实施准备度	内部环境为实施做好准备的程度

Ⅱ. 实施结果

名称	定义
A. 预期实施结果	基于对未来实施成功或失败可能性的看法或测量而得出的结果，即尚未发生的实施结果。这些结果是前瞻性的；CFIR 各个领域的决定因素群可以预测这些结果
1. 可采纳性	关键决策者决定实施变革 / 变革执行者决定执行变革的可能性
2. 可实施性	变革被实施或执行的可能性

续表

名称	定义
3. 可持续性	变革被长期实施或执行的可能性
B. 实际实施结果	基于对当前（或过去）实施成功或失败的看法或测量而得出的结果，即已经发生的实施结果。这些结果是回溯性的；CFIR 各个领域的决定因素群可以解释这些结果
1. 采纳	关键决策者决定实施变革 / 变革执行者决定执行变革的程度
2. 实施	变革被实施或执行的程度
3. 持续	变革被长期实施或执行的程度

Ⅲ. 变革结果

基于变革对三个重要组成部分（变革接受者、变革执行者和关键决策者）的影响来获得变革成功或失败的结果。影响的定义是：影响范围（“愿意参与某个计划、干预或项目的个体的绝对数量、比例和代表性”）× 变革有效性（“干预对重要结果的影响，包括潜在的负面影响、生活质量和经济结果”）

名称	定义
A. 变革接受者影响	接受者影响范围 × 变革有效性
B. 变革执行者影响	执行者影响范围 × 变革有效性
C. 关键决策者（或系统）影响	关键决策者影响范围 × 变革有效性

参考文献

1. Damschroder L J，Aron D C，Keith R E，et al. Fostering implementation of health services research findings into practice：a consolidated framework for advancing implementation science. Implementation Science，2009，4（1），50.
2. Epstein M J. Buhovac A R. Yuthas K. Implementing sustainability：The role of leadership and organizational culture. Strategic Finance，2010，91（10）：41.
3. Nilsen P. Making sense of implementation theories，models and frameworks. Implementation Science，2015，10（1）：53.
4. Rebok G W. Intervention Research：Designing，Conducting，Analyzing，and Funding. New York：Springer Publishing Company，2012.
5. Powell B J，Fernandez M E，Williams N J，et al. Enhancing the impact of implementation strategies in healthcare：a research agenda. Frontiers in Public Health，2019，7：3.
6. 张秋雯，庞冬，胡嘉乐，等. 实施性研究综合框架（CFIR）的构成要素解读. 中国循证医学杂志，2021，21（3）：355-360.
7. 钟婕，周英凤. 实施性研究的方法学及应用进展. 中华护理杂志，2018，53（7）：862-866.
8. 张秋雯，庞冬，胡嘉乐，等. 实施性研究综合框架的发展及其应用. 中国护理管理，2021，21（2）：257-260.
9. 黄嘉杰，赖鸿皓，孙铭谣，等. 实施性研究综合框架（CFIR）更新解读. 中国全科医学，2023，26（31）：3863-3871+3876.

（董　彬　庞　冬　钟盼亮　何鲜桂　宋　逸）

附录 1　STORM 试验参与学校项目分管负责人访谈提纲

1．您能描述一下 2016 年到 2018 年进行的增加户外活动预防近视行动的整个干预的情况和过程吗？能介绍一件在此期间令您印象深刻的事情吗？

2．在整个行动过程中，遇到了什么困难？您是如何克服的？能分享一下您的经验吗？

3．您觉得贵校干预措施实施得比别的学校好的原因是什么？与别的学校比还存在差距的原因是什么？

4．项目完成后，学校还在继续实施这些户外活动相关的干预措施吗？是所有措施还是部分措施，请举例仍在实施的措施。现在这些工作（干预措施）主要由学校哪个部门、哪些人员具体实施？与学校日常工作如何结合？与项目实施当年相比，有哪些不同？当年的项目实施为现在的工作提供了哪些可借鉴的经验？

5．实施这些干预措施学校需要额外支出多少成本？（用于什么？如果当时支出了，对现在是否有帮助，比如器材之类的）

6．学生和家长对这些干预措施的反应如何？

7．完成这些干预措施需要学校哪些部门的协调？您是如何做的？有什么经验？

8．其他领导和老师们如何看待这些干预措施？在过程中是否发生转变？

9．学校对负责这项干预措施实施的老师们有什么激励和惩罚制度？

10．这些干预措施对正常的教学流程或原本安排好的计划会产生多大的干扰？你们是如何安排的？

11．您在这个干预方案之前有做过类似的干预方案吗？他们之间有什么差别？对您实施这些干预措施有什么帮助？之后您有做过类似的干预方案吗？该干预方案对之后您实施类似的干预措施有什么帮助？与其他增加孩子户外时间的方法相比，您觉得 2016 年到 2018 年进行的增加户外活动预防近视行动有什么优势和劣势？

12．在实施这些干预措施的时候，您觉得哪个环节的角色比较重要？校领导？班主任？体育老师还是校医等？

13．在干预实施前，你们是否做过计划？计划的具体内容能大概说一下吗？计划实施情况如何？

14．干预过程中，是否有定期的例会？会议内容主要有什么？

15．您还有其他关于 2016 年到 2018 年进行的增加户外活动预防近视行动干预措施可供借鉴的想法吗？

附录 2　STORM 试验参与学校一线教师访谈提纲

1．您能描述一下 2016 年到 2018 年进行的增加户外活动预防近视行动的整个干预的情况和过程吗？能介绍一件在此期间令您印象深刻的事情吗？

2．在整个行动过程中，遇到了什么困难？您是如何克服的？能分享一下您的经验吗？

3．项目完成后，学校还在继续实施这些户外活动相关的干预措施吗？是所有措施还是部分措施，请举例仍在实施的措施。现在这些工作（干预措施）主要由学校哪个部门、哪些人员具体实施？与学校日常工作如何结合？与项目实施当年相比，有哪些不同？当年的项目实施为现在的工作提供了哪些可借鉴的经验？

4．这些干预措施中，哪些是您觉得特别好的（易实施或是效果好等）？哪些是您觉得不太好的？

5．您觉得这些干预措施实施起来复杂程度如何？哪些干预措施实施起来特别困难，哪些相对容易？

6．这些干预措施会使您额外花费多少时间？

7．项目组是否有发给您手册、视频等材料？这些材料是否对您实施该干预措施提供了帮助？有什么建议？

8．这些措施在实施过程中经过了哪些改良和完善？这些修改和完善是谁在什么情况下提出的？还有哪些是您当时或者现在觉得可以再完善的？

9．您如何看待户外时间，您觉得它对近视防控的帮助有多大？您为什么会这么觉得，是从什么渠道获得信息觉得它对近视防控有/没有帮助的呢？当时和现在的看法有什么不同？

10．学生和家长对这些干预措施的反应如何？积极响应还是无所谓？有无反对？

11．学校领导和您的同事们对这些干预措施的态度如何？完成这些干预措施需要学校哪些部门的协调？你们是如何做的？有什么经验？

12．这些干预措施对正常的教学流程或原本安排好的计划会产生多大的干扰？你们是如何安排的？

13．相对于这些干预措施，优先级更高的活动有哪些？该如何平衡？（比如是否会出现考试前期不能保证户外的情况）

14．您最开始对完成这些干预措施的信心如何？为什么？在干预实施过程中您的信心是否发生变化？

15．您在这项干预方案之前有做过类似的干预方案吗？他们之间有什么差别？对您实施这些干预措施有什么帮助？之后您有做过类似的干预方案吗？该干预方案对之后您实施类似的干预措施有什么帮助？与其他增加孩子户外时间的方法相比，您觉得 2016 年到 2018 年进行的增加户外活动预防近视行动有什么优势和劣势？

16．在干预实施前，你们是否做过计划？计划的具体内容能大概说一下吗？计划实施情况如何？

17．在实施这些干预措施的时候，您觉得哪个环节的角色比较重要？

18．干预过程中，是否有定期的例会？会议内容主要有什么？

19．您还有其他关于 2016 年到 2018 年进行的增加户外活动预防近视行动干预措施可供借鉴的想法吗？

第四章

实施性研究方案的制订

◎ 学习目标

1. 了解实施性研究研究方案制订的步骤。
2. 掌握实施性研究研究方案制订的要点。
3. 能够制订实施性研究的方案。

研究方案设计是实施性研究顺利开展的基础，通过对研究问题、目标人群、干预措施的选择和修订、实施策略的选择与修订、实施准备、实施及其过程监测、实施后的评估等要素的明确，使得研究者充分了解研究对象、干预措施、研究环境，数据收集方式、分析方法、规范报告内容等，确保实施性研究的科学性、可操作性和可重复性，从而提高干预措施的效果和推广应用的可行性，更好地服务于公共卫生领域的实际需求。

实施性研究研究方案规范化是指为了保证实施性研究的科学性、可靠性和可重复性，将研究方案设计过程中的各个环节和步骤进行标准化和规范化，包括研究问题的明确化、样本选取、数据收集和处理、研究结果的分析和解释等，从而减少实施性研究中的不确定性，保证研究质量。

第一节　研究方案规范化

研究方案规范化有助于研究者更好地与同行、政策制定者和实践者交流，规范化的研究方案可以使研究者在交流时更加清晰地表达研究的目的、方法和结果，使得同行、政策制定者和实践者更容易理解和应用研究成果。研究方案规范化有助于促进实施性研究的复制和推广，规范化的研究方案可以为其他研究提供范本和指导，从而有助于复制和推广实施性研究的成功经验，促进实践者更好地应用研究成果。因此，规范化的研究方案能够提高公共卫生政策和实践的质量和有效性，对改善公共卫生工作具有重要的推动作用。

近年来，越来越多的实施性研究研究者开始意识到规范化研究方案设计的重要性，并采取了一系列措施来加强和完善研究方案设计的规范化。例如，在样本选取方面，研究者可以采用随机抽样、分层抽样等方法来保证样本的代表性和可比性；在数据收集和处理方面，可以采用标准化的调查问卷、数据录入软件等工具来减少误差和提高数据的质量。

一、研究方案规范化的策略

在进行实施性研究时，为了使研究方案规范化，应做到：①制订详细的研究方案：研究方案应包含清晰的研究问题、目标、研究设计、样本招募、参与人群、数据采集方法、数据分析计划以及研究团队等方面的详细信息，以确保研究过程的准确性和透明度。②使用规范化工具：如TIDieR（干预描述和复制模板）、StaRI（报告复杂干预研究的实施标准）、SPIRIT（标准化临床试验研究方案）等规范化工具，这些工具可以帮助研究者全面、系统地制订研究方案。③建立规范化管理机制：在研究过程中，建立规范化管理机制，比如制订项目管理计划、建立监测与评估机制、建立质量控制体系等，可以确保研究过程的规范化和质量。④引入外部专家（同行审查）：邀请外部专家参与研究方案的评审和审查，可以为研究方案的规范化提供专业的支持和指导。建议交予同行进行审查，以确认研究方案的规范性。这可以通过邀请同行评审或参与同行评审流程来实现。⑤定期进行数据审核和监控：定期审核和监控数据，以确保数据的准确性和完整性。如果发现数据不符合预期，应采取相应的纠正措施。

二、研究选题和方案内容的规范化

（一）选题的规范化

1．围绕公共卫生实践和热点　在公共卫生相关工作中，实施性研究的选题应该紧密围绕当前的公共卫生事件和热点问题展开，以提供迅速的反馈和指导公共卫生决策。应做到：①考虑当前的公共卫生事件和热点问题：例如新出现的传染病、自然灾害、社会事件等，这些问题可能需要紧急措施和决策支持。②考虑当前的公共卫生政策和实践的挑战和问题：例如政策制定、卫生资源分配、健康促进等，这些问题需要更好的证据支持和指导。③考虑当前的公共卫生研究前沿和突破：例如新技术、新方法、新理论等，这些研究可能会对公共卫生实践产生重要影响。④考虑当前的公共卫生问题的紧急性和重要性：例如人群的健康需求、不平等问题、健康服务的可及性等，这些问题需要更快速和准确地得到解决。⑤考虑当前可用的数据和资源：例如卫生机构的数据系统、社交媒体的数据、卫生专家的经验和专业知识等，这些资源可以加快实施性研究的进展和效果。

总之，实施性研究的选题应该紧密围绕当前的公共卫生事件和热点问题展开，以提供及时的、有效的、可操作的研究结果。适当的选题可以确保研究的可行性和实用性，确保研究问题与公共卫生领域的实际需要紧密相关，研究结果具有实际意义，能够指导决策和实践。此外，适当的选题还可以确保研究数据的可获得性和可比性，减少研究偏差，提高研究的质量和可信度。因此，适当的实施性研究选题是有效推进公共卫生领域实践和政策的第一步。

2．遵循以证据为基础的治疗和干预　选题确定后，需确定实施的干预措施，干预措施要遵循"以证据为基础的治疗 / 干预方法"，指的是基于可靠和有效的科学研究证据的干预措施和治疗方法。这意味着，在实施性研究中，所采用的治疗和干预方法应基于可靠的研究证据，如随机对照试验、系统综述和 Meta 分析等，而非凭借个人经验或专业主观判断而定。这样可以确保所实施的干预措施和治疗方法具有科学性和有效性，从而提高卫生保健工作的质量和效果。应做到：①进行系统性评价：进行系统性评价可以帮助研究者了解当前已有的治疗 / 干预方法的效果和优劣，评估各种方法的可行性和有效性，为制订研究方案提供科学依据。②结合本地区实际情况：考虑本地区卫生资源和人口特点等因素，选择最适合的治疗 / 干预方法。例如，对于资源匮乏的地区，可以选择经济实用的方法。③参考相关指南：参考相关的治疗 / 干预指南，了解治疗 / 干预方法的最佳实践，避免过度治疗或者过度干预。④考虑实施性：干预措施的可实施性关系到证据能否成功地转化为实践，因此需要考虑干预的可实施性，包括干预策略的有效性、可接受性、可持续性等，同时应该关注干预实施的社会、文化和政策环境等。最近澳大利亚临床试验联盟研制了提高临床试验的可实施性概念图，指出可在设计、实施和报告三个环节通过适当的操作增加干预措施的可实施性，其中包含了38个条目，研究者可通过借鉴此概念图，评估所选择干预措施的可实施性。⑤遵守伦理准则：选题需要遵守伦理准则，确保研究的安全性、保密性和尊重研究对象的权益。

通过以上几个步骤，可以规范化实施性研究的选题过程，确保研究的科学性、可靠性和实用性。

（二）实施方案的规范化

实施性研究方案的规范化非常重要，因为这可以确保研究方案具有可重复性、可比较性和透明性，从而提高研究的质量和可信度。具体来说，规范化研究方案内容可以帮助研究者准确描述干预措施、研究参与者、实施过程和结果评估方法，确保这些内容能够被其他研究者理解和重复。此外，规范化研究方案还可以促进研究者之间的协作和信息共享，以推动实施性研究的发展和创新。规范实施性研究方案内容应做到以下几点。

1．参考相关的指南和标准 可以参考干预描述和复制模板（Template for Intervention Description and Replication，TIDieR）清单和指南，这个指南提供了一个系统的框架，可以帮助研究人员完整、准确地描述复杂的干预措施。应做到：①详细描述干预措施的构成要素：明确干预措施的核心组成部分、实施方式、干预对象和时机等。②描述干预措施的理论基础：干预措施的理论基础是其有效性的重要保证，因此在方案中应该详细描述干预措施的理论假设和研究背景。③说明干预措施的实施程序：详细描述干预措施的实施过程、执行者和监督方法，以确保干预措施的可复制性和可评估性。④提供完整的实施性研究方案：为了便于其他研究人员对该方案进行复制和评估，应该提供完整的实施性研究方案，包括研究设计、样本大小计算、数据收集和分析计划等。

2．多方面讨论 研究团队可以进行多方面讨论，包括领域专家、学者和实践者，以确保方案内容的全面性和实际可行性。

综上，规范化的选题和方案对在公共卫生领域内开展的实施性研究具有重要意义，它可以保证研究的质量和效果，促进研究的推广和应用，对提高公共卫生工作水平和效果具有重要的促进作用。

第二节　实施手册的编写

实施手册作为实施性研究研究方案的载体，是进行充分实施准备、规范实施过程、科学呈现实施结果的保证。因而，在项目实施前就应该编制实施手册，以指导整个实施性研究的进行，并在实施过程中进行适当修订。科学规范的实施手册可以将项目实施过程中的各要素逻辑严密地串连起来，是标准化研究流程的可操作性指南。目前已有一些实施性研究的流程框架，下面就以WHO针对慢病防控的实施性研究指南结合GTI框架，从实施前、实施及实施后三方面介绍应该如何编写实施性手册。

一、实施前

（一）明确研究目的与目标

实施性研究是为了弥合证据与实践之间的鸿沟，因此在实施开展之前，需要通过查阅文献、数据分析或实地调查，明确证据与实践的差距，在实施手册中要确立实施性研究的目的与目标，指引研究开展的方向。

（二）确定利益相关者和参与人员

1．利益相关者 在实施性研究研究方案中，“利益相关者和参与人员”指的是那些可能会受到研究结果影响或直接参与到研究过程中的人员，包括研究对象、研究团队成员、社区组织代表、政策制定者、学术界同行、医务工作者、患者和家属等。他们在研究的不同阶段可能会有不同的角色和贡献，需要被妥善考虑和规划。

利益相关者和参与人员往往关乎研究的可持续性和实际效果。具体来说，利益相关者是指那些在研究中受到研究结果或者研究实施过程影响的个体或团体，例如患者、医生、保险公司等。参与人员则是指研究实施过程中直接参与研究的人员，例如研究员、实验室技术人员、统计学家等。

2．确定利益相关者和参与人员的步骤 需要做到：①确定研究的阶段和规模：根据研究的规模和阶段，确定需要哪些利益相关者和参与人员。②确定利益相关者：明确与研究相关的利益相关者，包括政府机构、卫生部门、社区组织、患者及其家庭、医生和护士、药品生产商等。③确定参与人员：根据研究的需要和目标，确定需要哪些参与人员，包括调查员、研究人员、患者、志愿者等。④联系和邀请利益相关者和参与人员：联系和邀请确定的利益相关者和参与人员，告知研究目的和内容，征得他们的同意和支持。⑤维护与利益相关者和参与人员的关系：在研究过程中，要不断与利益相关者和参与人员沟通交流，征求他们的意见和建议，及时解决研究中出现的问题和困难，确保研究顺利进行。

（三）构建实施团队

1．实施团队 实施性研究研究方案中的实施团队情况指的是负责实施研究的团队成员，包括主要研究者、协作研究者、研究助理等。他们的专业背景、经验和能力将直接影响研究的设计和实施，因此在研究方案中关注实施团队情况的重要性不可忽视。实施团队成员应具备必要的专业知识、技能和经验，能够充分理解研究的目的和设计，并能够独立地进行数据采集、分析和解释。如果实施团队成员的能力不足，可能会影响研究结果的准确性和可靠性，从而影响研究的有效性和可推广性。因此，在制订实施性研究研究方案时，需要考虑如何招募和培训适当的实施团队成员，并确保他们具备充分的专业知识和技能。此外，还需要确保实施团队成员之间的有效沟通和协作，以便在研究实施过程中解决问题和避免错误。

2．方案中需要明确的问题 包括：①团队成员：研究团队中各成员的背景、专业技能、经验等方面的情况，以及团队的组织架构和协作方式。②研究团队的配备和培训：确保团队成员具备完成研究任务所需的资源和技能，并提供必要的培训和支持。③实施监督：制定有效的监督机制和流程，确保实施过程中的数据质量和研究进度。④研究团队的沟通与合作：建立有效的沟通渠道和协作机制，促进团队内部和与利益相关者的合作与协调。

（四）发现实施的促进与阻碍因素

分析实施的促进与阻碍因素可以帮助研究者理解干预措施或政策为什么能或不能在实践中应用，这些在实施的准备与计划阶段就需要开展。在实施手册中首先确定合适的框架模型来指导收集可能的因素，如CFIR模型，它包含干预措施本身的特征、个人特征、内部环境、外部环境及过程因素等；其次要确定数据收集方式，包括定性方式（如焦点小组访谈、个人访谈）和定量方式（如调查表）等。

（五）实施准备

在实施手册中，实施准备通常指的是研究团队在实施新的治疗或干预方法前所做的准备工作，包括对干预方法的相关文献进行归纳总结、制订相关培训材料和流程、进行干预人员的培训等。做这些准备工作的目的是确保研究团队能够正确地理解、运用和实施干预方法，从而提高干预的有效性和减少干预操作中的误差。

二、实施

（一）实施策略 / 过程

在实施性研究研究方案中，“实施策略 / 过程”指的是具体的实施方案，包括实施时所需的步骤、工具、流程、时间安排等，以实现研究目标和结果。“实施策略 / 过程”即具体的实施步骤、方法和技巧，以达到研究目的和预期结果的过程。这一部分的重要性在于它是将研究方案转化为实际行动的核心部分，也是研究实施的具体过程。实施策略和过程需要具体化、明确化，以确保研究的可重复性和可比性，也有助于评估研究的有效性和可行性。因此，实施策略 / 过程的规范化和严谨性对于研究结果的准确性、可靠性和可复制性至关重要。

1．确定实施策略 / 过程应考虑的因素 在实施性研究中，实施策略 / 过程需要考虑多方面因素，如实施的时机、地点、参与人员的角色和任务分配、具体的实施方法、数据的收集和分析等。这些因素的合理规划和设计可以保证研究的顺利实施，同时还可以帮助研究者更好地控制干预效果和变量的影响，提高研究结果的可靠性和可信度。需考虑的因素有：①目标受众：确定需要干预的人群或组织，了解他们的特点和需求，以及可行性分析。②干预方式：确定干预方式，包括干预的种类、形式、强度、持续时间等。这些方面应该结合目标受众和干预目标来选择，兼顾可行性和可持续性。③实施过程：制订实施计划，包括实施时间、地点、实施者、实施步骤、评估指标等，确保干预能够按计划进行，并能够评估干预的效果。

资源准备：包括人力、物力、财力等资源的准备，以确保实施过程能够顺利进行。

2．确保实施策略和过程的有效性 应该做到：①制订详细的实施计划：制订详细的时间表和计划，确定每项任务的责任人和完成期限，并建立一套监督和评估机制。②建立沟通机制：建立团队成员之间的沟通机制，确保每个人都理解任务和目标，并了解项目进展情况。③建立合作关系：建立与合作伙伴的合作关系，以确保实施策略的顺利进行，并保证所需资源的供应。④建立数据管理系统：建立数据管理系统，确保数据的质量和安全性，同时确保数据可以及时可靠地用于分析。⑤建立监测和评估机制：建立监测和评估机制，以确保实施策略和过程的有效性和可持续性，并进行必要的调整。

（二）适应与调整

适应是实施中的一个关键概念，被定义为对干预措施的设计或实施进行有意改变的过程，其目标是提高其在特定环境下的适应性或有效性。适应涵盖对干预措施本身及实施策略所做的任何改变，无论是有意地主动适应还是对特定环境中出现的意外挑战做出的反应。为了提高循证实践（evidence-based practice，EBP）与目标人群的契合度，提高参与度、可接受性和干预结果，需做出必要的适应。并且因为实施是动态的过程，因此在实施过程中对 EBP 本身及实施策略所做出的适应必须进行细致地考虑以及详细地记录，包括内容、方式和时间，因此，在实施手册中应对适应的决策过程进行适当地规划，研究者可以选择适合的框架以指导实施过程中的适应决策。

针对干预措施本身的适应，可采用报告调整和修改框架—扩展版（Framework for Reporting Adaptations and Modifications-Expanded，FRAME），从以下 8 个方面考虑：①在实施过程中何时以及如何进行修改；②修改是有计划的 / 主动的，还是无计划的 / 反应性的；③谁决定应该进行修改；④修改什么；⑤在什么层面修改；⑥修改的类型或性质；⑦修改对保真度影响如何；⑧修改的原因，包括修改的意图或目标（例如，提高适应性、适应不同的文化、降低成本等）和影响决策的背景因素。详见图 4-1。

报告调整和修改框架——扩展版

何时进行修改?
- 实施前/规划/试点
- 实施
- 扩大规模
- 维护/持续

修改是否经过计划?
计划/主动的（主动适应）
计划/被动的（被动适应）

谁参与决定修改?
- 政治领导
- 项目领导人
- 资助者
- 管理者
- 项目管理者
- 干预措施制定者/调查员
- 研究员
- 治疗/干预团队
- 个人从业者（实施者）
- 社区成员
- 接受者
- 可选项：指出谁做出了最终决定

修改什么?
- 内容
对内容本身的修改，或影响提供治疗的方式
- 情境
对整体治疗方式的交付方式修改
- 培训和评估
对工作人员进行培训的方式或对干预措施进行评估的方式进行修改
- 实施和推广活动
对实施或推广干预措施的策略修改

在什么层面修改（为谁/为什么修改?）
- 个人
- 目标干预群体
- 具有特定特征的群体/个人
- 个人从业者
- 诊所/单位级别
- 组织
- 网络
- 系统/社区

背景上对以下哪些方面进行修改?
- 形式
- 场景
- 人员
- 人群

修改内容的性质是什么?
- 定制/调整/完善
- 改变包装或材料
- 添加内容
- 删除/跳过内容
- 缩短/压缩（节奏/时间）
- 延长/扩展（节奏/时间）
- 替换
- 调整干预模块或环节的顺序
- 将干预的部分内容整合到另一个框架中（例如，选择要素）
- 将另一种治疗方法融入 EBP（不使用整个方案，将其他技术融入一般 EBP 方法中）
- 重复内容或模块
- 疏松结构
- 偏离干预方案（“漂移”），然后在治疗过程中返回方案
- 偏离方案而不返回

与保真/核心要素的关系?
- 保真度高/保留核心要素或功能
- 保真度低/改变核心要素或功能
- 未知

原因

目标是什么?
- 增加覆盖面或参与度
- 提高维持率
- 提高可行性
- 提高与受众的契合度
- 解决文化因素
- 提高有效性/成果
- 降低成本
- 提高满意度

社会政治
- 现行法律
- 现行规定
- 现行政策
- 现有条例
- 政治环境
- 筹资政策
- 历史背景
- 社会/文化规范
- 资金或资源分配/可用性

组织/环境
- 可用资源（资金、人员、技术、空间）
- 相互竞争的需求或任务
- 时间限制
- 服务结构
- 地点/可及性
- 监管/合规性
- 账单限制
- 社会环境（文化、氛围、领导支持）
- 使命
- 文化或宗教规范

提供者
- 种族
- 民族
- 性别
- 第一语言/口头语言
- 以前的培训和技能
- 偏好
- 临床判断
- 文化准则、胜任力
- 对干预的看法

接受者
- 种族、民族
- 性别
- 性取向
- 获得资源的机会
- 认知能力
- 身体能力
- 文化和教育水平
- 第一语言/口头语言
- 法律地位
- 文化或宗教规范
- 并发症/多发病
- 移民身份
- 危机或紧急情况
- 动机和准备

图 4-1 报告调整和修改框架—扩展版

针对实施策略的适应，可采用报告基于证据的实施策略的适应和修改框架（Framework for Reporting Adaptations and Modifications to Evidence-based Implementation Strategies，FRAME-IS），包含 4 个核心模块：① EBP、实施战略以及所做的修改概况；②修改什么；③修改的性质是什么；④修改的目标及依据是什么。详见图 4-2。

模块1：简要说明EBP、实施策略、以及所做的修改

正在实施的EBP是：________

正在修改的实施策略是：____

正在进行的修改是：________

修改的原因是：__________

模块2：修改什么？

- 内容

对实施策略本身内容所做的修改，或对实施策略的执行方式产生影响的修改。

- 评估

对实施策略评估方式的修改

- 培训

对实施人员培训方式的修改

- 背景

对总体实施策略实施方式的修改。对于“背景”修改，请说明修改了以下哪些内容：

- 形式（例如，以小组或个人形式提供实施策略）
- 场景（例如，与最初计划相比，在新的临床或培训环境中实施策略）
- 人员（例如，由系统工程师而不是由医生来实施实施策略）
- 人群（例如，向中层管理人员而不是一线临床医生提供实施策略）
- 其他背景修改：请在此处填写：__________

模块3：内容、评估或培训修改的性质是什么？

- 定制/调整/完善
- 改变包装或材料
- 添加内容
- 删除/省略内容
- 缩短/压缩（间隔/时间）
- 延长/扩展（间隔/时间）
- 替换
- 重新安排实施模块或环节的顺序
- 分散（将实施内容分散到多个环节中）
- 将部分实施策略整合到另一策略中（如选择要素）
- 将另一种策略整合到主要使用的策略中（例如，在原本不包括审核/反馈的实施促进策略中增加审核/反馈内容）
- 重复实施策略的内容或模块
- 疏松结构
- 偏离实施策略（“漂移”），然后在实施过程中返回到策略上
- 偏离实施策略而不返回（例如，停止提供咨询、停止发送反馈报告）
- 其他（请在此处填写）：__________

模块3，可选内容：与保真/核心要素的关系？

- 保真度一致/保留核心要素或功能
- 保真度不一致/改变核心要素或功能
- 未知

模块4（第一部分）：目标是什么？

- 扩大EBP的覆盖范围（即接受EBP的患者人数）
- 提高EBP的临床效果（即接受EBP的患者或其他人的临床结果）
- 提高EBP的采用率（即使用EBP的临床医生或教师的数量）
- 提高实施工作的可接受性、适宜性或可行性（即提高实施工作与实施EBP者需求之间的契合度）
- 降低实施成本
- 提高EBP的保真度（即提高EBP按计划实施的程度）
- 提高EBP的可持续性（即提高EBP在实施工作结束后仍能在实践中发挥作用的机会）
- 提高健康公平性或减少EBP提供方面的差距
- 其他（请在此处填写）：____

模块4（第二部分）：修改理由？

- 社会政治层面（即现有的国家任务）
- 组织层面（即现有的人员或材料）
- 实施者层面（即负责领导实施工作的人员）
- 医生或教师层面（即实施EBP的人员）
- 患者或其他接受者层面（即那些将从EBP中受益的人）
- 其他（请在此处填写）：____

图 4-2　报告基于证据的实施策略的适应和修改框架

三、实施后

（一）结果评估

实施后的结果评估应包括健康结果及实施结果两方面。健康结果主要指干预措施的有效性；实施结果描述了实施政策或干预措施的有意行动，它们与健康结果不同，但又相关。实施结果变量包括：可接受性、范围、采用情况、保真度、实施成本和可持续性。值得注意的是，用于评价的数据可以有广泛来源，包括来自患者、家庭成员、提供者、医疗保健系统的领导者的定量和定性数据（一般来自半结构化访谈或焦点小组访谈），以及来自社区、政府和监管外部环境的公开数据，或直接观察卫生实践过程中的工作流程、会议纪要、议程、备忘录等。因此，在实施手册

中要明确评价指标、数据来源、收集方式、计算方法、统计方法等，以便全面、完整地收集数据，用于后续的评估。

（二）推广

实施后的推广对于干预措施的广泛应用至关重要，因此，实施手册中应明确相应的推广策略。

第三节　实施性研究研究方案分析实例

2021 年在 *JAMA* 上发表的一篇文章深入探讨了与 2019 年冠状病毒疾病（COVID-19）相关的巨大种族 / 民族差异，并强调了美国加倍努力制定战略的必要性和潜在机会，以使社会能够减缓并最终消除健康方面不平等的蔓延。100 多年来的研究记录表明，非洲裔美国人和美国原住民的寿命比白人短，所患疾病也更多。西班牙裔移民最初往往有一个相对健康的状况，但随着在美国逗留时间的增加，他们的健康状况往往会下降。与白人婴儿相比，在美国出生的黑人婴儿在其第一个生日前死亡的可能性是白人婴儿的 2 倍多。在成年后，就大多数主要死亡原因而言，黑人的死亡率比白人高。

报道提供了一个关于医疗保健中系统性不平等的鲜明例子。与白人相比，非洲裔美国人没有保险和保险不足的比例更高。医疗保健的隔离也造成了医疗保健方面的种族差异，在有色人种社区，获得初级保健，特别是专业护理医生的机会更加有限。COVID-19 检测中心更有可能位于以白人居民为主的富裕郊区，而不是以黑人为主的低收入社区。通过初级保健医生获得检测的建议限制了缺乏初级保健医生的人获得检测的机会。

种族主义对少数族裔产生不利影响的一种方式是通过美国文化中根深蒂固的关于种族的负面信念和定型观念。2015 年和 2017 年的研究报告称，大多数医疗保健临床医生对非洲裔美国人有隐性偏见，临床接触中的偏见与患者和医生的沟通和护理质量较差有关。最近一份基于几个州的 COVID-19 检测账单数据的报告显示，有咳嗽和发热等症状的非洲裔美国人比有同样症状的白人更不可能得到检测。医护人员照顾受这一流行病影响的患者，但他们也是人，且在增加偏见行为风险的紧张条件下工作。改善所有人获得护理的机会，确保高质量的护理，更加关注资源不足的环境和弱势群体，是解决健康方面种族差异的一个重要“治疗”。

然而，仅靠医疗服务并不能为种族 / 民族健康方面的不平等提供所需的“群体免疫”。研究者指出，主要的因素是暴露在不利的生活和工作条件下的长期致病影响。研究者表明，与 COVID-19 有关的风险在纽约市各区的居住地有明显的不同。布朗克斯区的收入和教育水平最低，黑人和西班牙裔人的比例最高。尽管布朗克斯区进行 COVID-19 检测的比例最高，但其 COVID-19 住院率和死亡率也最高。相比之下，纽约市以白人为主，在最富裕的曼哈顿区，虽然人口密度最高，但与 COVID-19 有关的住院率和死亡率最低。同样，Yancy 的观点指出，芝加哥的黑人死亡率过高，主要集中在 4 个社区。

这些数据突出表明，社会不平等是由地点决定的，而健康的机会在社区层面上有明显的不同。了解这些差异驱动因素的一个线索是，2010 年人口普查发现，纽约市地区是美国隔离程度第二高的大都市地区，仅次于密尔沃基，超过了芝加哥、底特律和克利夫兰。隔离的问题不是居住在同一种族的人之间，而是社会劣势的聚集和对边缘化社区的系统性投资不足。

在美国，按种族 / 族裔进行的居住隔离是一个未被重视的不平等驱动因素。尽管自 20 世纪 60 年代以来，隔离是非法的，但它通过一系列相互交织的个人行为、机构实践和政府政策得以延续。据报道，近年隔离现象的减少并没有改变大多数非洲裔美国人在城市空间的居住集中和隔离。此外，尽管大多数移民群体在美国都经历过居住隔离，但没有一个移民群体生活在黑人已经存在了 1 个多世纪的高度隔离之下。

隔离是经济状况的一个重要决定因素，而经济状况是健康状况变化的一个有力预测因素。

2018年，白人工人每赚1美元的家庭收入，黑人工人赚59美分，西班牙裔工人赚72美分。黑人工人的这一数字与1978年的黑人和白人的收入差距相同——由于20世纪60年代和70年代的反贫困和民权政策，黑人个人的经济收益达到顶峰。关于收入的数据低估了经济资源的差距。2016年，白人家庭每拥有1美元的财富，黑人家庭拥有10美分，西班牙裔家庭拥有12美分。1997年的一份报告表明，消除种族隔离将消除黑人和白人在收入、教育和失业方面的差异，并将单亲母亲的种族差异减少2/3。

经济状况对减少接触SARS-CoV-2的风险有很大的影响。低收入和少数族裔工人在基本服务人员中的比例过高，他们在接到就地收容的指令时必须外出工作。许多人必须乘坐公共汽车和地铁去工作。隔离还会对健康产生不利影响，因为贫困、劣质住房和邻里环境的集中导致了慢性和急性社会心理（例如，失去亲人、失业、暴力）和环境压力因素（如空气和水污染）的增加。人际接触中的歧视也与慢性病风险有关。与白人相比，非洲裔美国人更多接触和聚集的压力因素导致其多种慢性疾病（如高血压、心脏病、糖尿病、哮喘）的更早发生，疾病的严重程度更高，生存率更低。

按照实施性研究研究方案要素对本研究展开分析，以解决文中提到的问题：①关注卫生健康差距：研究目标是了解COVID-19在低收入、多民族和偏远社区的传播情况，以及与其他社区的比较情况。②以证据为基础的治疗/干预方法：将采用两种干预方法，一种是提供基础卫生保健知识和手卫生培训，另一种是提供免费的口罩和消毒剂。③概念模型和理论解释：将基于社会认知理论和社会影响模型设计干预措施。④利益相关者和参与人员：将涉及当地居民、社区医疗机构、卫生部门、志愿者等各方利益相关者，建立紧密的合作关系。⑤采用新干预方法的准备情况：将开展一项先期研究，以评估提供口罩和消毒剂的干预措施的可行性和有效性。⑥实施策略/过程：将通过社区工作人员和志愿者进行干预，提供口罩和消毒剂，并进行手卫生培训。同时，将监测干预措施的执行情况和结果。⑦实施团队情况：将组建一个由卫生专业人员、数据分析师、社区工作者和志愿者组成的团队，以确保干预措施的有效实施和数据收集。⑧研究设计和方法的可行性：采用实时性研究设计，将结合定量和定性方法进行数据收集和分析。⑨测量和分析方法：将采用问卷调查、焦点小组讨论和现场观察等方法，分析疫情传播和干预措施的效果。⑩政策/资金环境：将协调当地卫生部门和政府机构，以确保研究资金和政策支持的到位。

参考文献

1. Stevens K R，Peden A R，Wenger L D，et al. Real-time evaluation of a regional system of care：development of a web-based tool. J Trauma Acute Care Surg，2013，74（6）：1557-1563.
2. Brownson R C，Colditz G A，Proctor E K. Dissemination and Implementation Research in Health：Translating Science to Practice. 2nd ed. Oxford：Oxford University Press，2018.
3. Atkins D，Kilbourne A M，Shulkin D. Moving from discovery to system-wide change：the role of research in a learning health care system：experience from three decades of health systems research in the Veterans Health Administration. Annu Rev Public Health，2017，38：467-487.
4. Weinfurt K P，Hernandez A F，Coronado G D，et al. Pragmatic clinical trials embedded in healthcare systems：generalizable lessons from the NIH Collaboratory. BMC Medical Research Methodology，2017，17（1）：144.
5. Tunis S R，Stryer D B，Clancy C M. Practical clinical trials：increasing the value of clinical research for decision making in clinical and health policy. JAMA，2003，290（12）：1624-1632.
6. Kalkman S，van Thiel GJMW，Grobbee D E，et al. Pragmatic randomized trials in drug development pose new ethical questions：a systematic review. Drug Discovery Today，2015，20（7）：856-862.
7. Cumpston M S，Webb S A，Middleton P，et al. Understanding implementability in clinical trials：a pragmatic

review and concept map. Trials，2021，22（1）：232.

8. Yakovchenko V，Rogal S S，Goodrich D E，et al. Getting to implementation：Adaptation of an implementation playbook. Frontiers in Public Health，2023，10：980958.

9. Stirman S W，Baumann A A，Miller C J. The FRAME：an expanded framework for reporting adaptations and modifications to evidence-based interventions. Implementation Science，2019，14（1）：58.

10. Miller C J，Barnett M L，Baumann A A，et al. The FRAME-IS：a framework for documenting modifications to implementation strategies in healthcare. Implementation Science，2021，16（1）：36.

11. Bassett M T，Chen J T，Krieger N，et al. COVID-19 and health equity—A new kind of herd immunity. JAMA Health Forum，2021，2（3）：e210237-e210237.

（董　彬　陶芳标　朱贝贝）

第五章

实施性研究中的推广

◎ 学习目标

1. 了解实施性研究推广的定义及理论框架要素。
2. 掌握实施推广的九个步骤。

第一节　推广的理论框架与实施原则

一、推广的定义

推广是指努力扩大已试验成功的卫生创新方法的影响，使更多人受益，并促进政策和项目的持续发展。

二、推广的理论框架

推广的理论框架如图 5-1 所示。

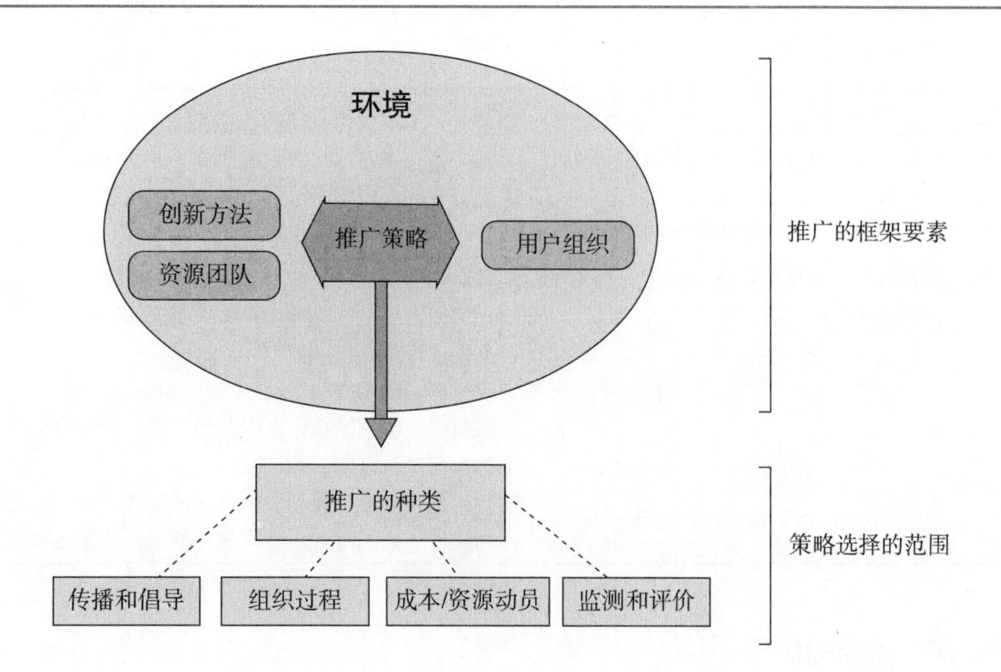

图 5–1 推广的理论框架
World Health Organization & ExpandNet，2011

三、推广的框架要素

推广的框架要素包括创新方法、用户组织、环境、资源团队和推广策略（表 5-1）。

表 5–1 推广的框架要素

要素	举例
创新方法：指健康干预和（或）其他正在推广的实践活动。创新方法是一套干预措施，通常由几个部分组成，具体包括：新技术和提供这些技术的手段、保健服务提供方式或社区干预措施的改变	提高服务质量 引进新技术或淘汰过时技术 引入或改进基于社区的干预措施 为缺医少药的人群增加服务 引入新的服务实施方案，培训课程和教育方法 任务转变 提供服务时考虑人权或性别观点 财务、组织或管理结构的调整和其他能力建设干预
用户组织：指预期大规模采用和实施创新方法的机构或组织	卫生部门、教育部门或社会福利部门等 多部门合作 非政府组织或其他以社区为基础的组织 私营机构网络 以上机构的组合
环境：指用户组织外部的条件和制度，可以从根本上影响推广的前景	政策和政治 官员作风 卫生和其他部门 其他相关机构 社会生态和文化背景 人们的需求、愿望和权利

续表

要素	举例
资源团队：指那些努力推动和促进创新方法得到更广泛使用的个人和组织 资源团队可以专职或兼职负责促进创新方法实施	研究者、技术专家、项目负责人、培训 / 教育者、服务提供者、相关部门的决策者、其他政府组织代表、国家和国际非政府组织或私营机构的代表
推广策略：指在政策、方案和服务提供方面建立的创新方法所必需的计划和行动	通过对上述要素的分析，得到如下建议： 简化创新方法，以降低用户组织实施的难度 提高用户组织的培训能力 与卫生部门改革挂钩 与宗教或政治领袖合作，以获得对创新方法的认可 解决人力资源短缺问题 此外，推广策略应囊括以下方面的建议：推广的类型、传播和宣传、组织过程、成本和资源调动、监测和评价

四、推广策略的选择

推广策略的选择包括传播和倡导、组织过程、成本 / 资源动员及监测和评价（表 5-2）。

表 5–2　推广策略的选择

策略选择	举例
推广的种类	纵向的推广——通过政策、政治、法律、预算或其他卫生系统实现制度化 水平的推广——扩展 / 复制 多样化 自发的扩大
对于上述每一种类型的推广，必须作出以下选择：	
传播和倡导	个人：培训、技术援助、政策对话、培养领袖和守门人 非个人：网站、出版物、政策简报、工具书
组织过程	推广的范围（扩大地域范围和卫生系统内的级别） 推广的速度（逐渐推广或快速推广） 涉及的机构数量 集中式或分散式 可调整 / 固定的流程 捐赠者 / 专家的参与
成本 / 资源动员	评估成本 将推广与宏观资金机制相结合 确保充足的预算分配
监测和评价	评价推广过程、结果和影响的特殊指标 服务数据统计 专项调查 实地评估 环境分析

五、实施推广应遵循的原则

在实施推广的九个步骤（详见本章第二节内容）中，应采用以下四项关键原则指导分析、计划和决策的各个方面。

1．系统思维　系统思维意味着要认识到创新方法的推广及制度化是在极其复杂的相互作用和影响的网络中进行的，这些考虑能确保推广成功。在ExpandNet框架中，系统思维尤其指的是创新方法、用户组织、资源团队和推广策略所处的大环境之间的相互关系。一个要素的变化会影响其他要素，在这些要素之间建立适当的关系或平衡，是设计和实施推广策略的主要任务。

2．关注可持续性　推广过程必须关注政策和计划的可持续发展，包括注意将政策、规划指南、预算和卫生系统其他方面的创新方法的制度化，以及将创新方法推广到新领域（九个步骤中的第五步和第六步）。

3．增强可推广性　评估和提高可推广性是策略规划过程的一部分。可推广性是指在既往创新方法推广研究中和通过实践经验确定的成功经验的基础上，创新方法推广的难易程度。

4．尊重人权、公平和性别观点　推广应立足于人权价值观，并以参与性和以客户为中心的方式为指导。应确保关注人的尊严、弱势群体的需要和权利以及性别观点，同时促进所有人公平地获取优质服务。

第二节　设计推广的步骤

制定推广策略的九个步骤：

1．设计行动计划以增加创新方法的可推广性。

2．增加用户组织实施推广创新方法的能力。

3．评估外部环境并设计行动计划，增加推广成功的可能性。

4．增加资源团队的能力以支持推广。

5．做出策略选择，以支持纵向推广（制度化）。

6．做出策略选择，以支持横向推广（扩展/复制）。

7．确定如何多样化推广。

8．设计行动计划，促进自发性推广。

9．完成推广策略，思考下一步计划。

一、设计行动计划以增加创新方法的可推广性

创新方法是指健康干预或者其他被推广的措施，具有以下“CORRECT”属性的创新方法最有可能被成功推广，这一点已被数十年的创新方法推广工作和国际经验所证实（表5-3）。

Credible（可信）：基于可靠的证据和（或）由权威人士或机构提供。

Observable（可观察）：确保潜在使用者可以在实践中看到结果。

Relevant（相关）：与解决持久或尖锐的问题有关。

Relative advantage（相对优势）：相对于现有的实践具备优势，使潜在使用者确信实施成本与收益相匹配。

Easy（简易配置或理解简单）：创新方法并非复杂繁琐的。

Compatible（兼容）：与潜在使用者的既定价值、规范和设施相匹配，符合国家规划。

Testable（可测）：潜在使用者可以在大规模干预之前采用小规模的干预以看到效果。

表 5-3　创新方法推广相关问题的说明，以及建议采取的行动

属性	关键问题	如有必要，需要：
可信	1．预实验的结果是否有记录？ 2．证据的可靠性如何？ 3．是否需要进一步的证据？ 4．创新方法是否已经在其将被推广的环境下进行测试？	①结果的记录应清晰简洁，可以与利益相关者分享 ②进一步收集证据 ③在真实世界中测试创新方法
可观察	结果如何展现？	为利益相关者提供机会，让他们在预实验/实验或演示网站上看到结果
相关	创新方法是否就感官需求度、可持续性和政策优先领域进行阐述？	①明确表达需要解决的问题 ②探索更好的与政策制定者和其他利益相关者沟通的方法
相对优势	1．创新方法相对于现有方法具有相对优势吗？ 2．与现有方法或替代方案相比，创新方法是否具有更高的成本效益性？	①陈述优势 ②估计成本并评估成本效益
简易配置或理解简单	1．创新方法对现行规范、实践和资源水平产生多大的影响？ 2．引进创新方法所需的技术复杂程度如何？ 3．创新方法是否与用户组织有利益冲突？ 4．引进创新方法是否需要额外的人力或财力资源和商品？	①简化创新方法，但要确保在扩大规模的过程中保留基本组成成分 ②预见并尽量减少这种利益冲突 ③确定如何通过现有渠道调动这些资源
兼容	1．创新方法是否与用户组织当前的价值观或服务相兼容？ 2．在推广过程中，保持创新方法的基本价值是否存在困难？ 3．为了适应创新，是否需要做大的改变？ 4．为了适应当地环境，哪些内容需要进行变化？	①增加创新方法的兼容性 ②设定指标评估兼容性，并提前计划行动 ③将必须做出的改变最小化 ④识别必要的需调整部分，并保持创新方法的重要部分不变
可测	用户组织可以在不全面推行的情况下，分阶段测试创新方法吗？	逐步推广创新方法的使用

二、增强用户组织实施推广创新方法的能力

用户组织是指预期采用和实施创新方法的机构或组织。

所有的用户组织都具有优势和劣势——既有促进推广的特性，也有阻碍推广进程的特性。成功的推广需要有基于现实的期望，以及有助于在推广创新方法时帮助用户组织提升能力的策略。

用户组织有多种形式：卫生机构、非政府组织及联盟、私营机构网络或以上机构的组合。

当用户组织具有以下属性（表 5-4）时，更容易成功地推广：

- 用户组织的成员认为需要进行创新，并有动力去实施；
- 用户组织具有适当的执行能力、决策权限和领导能力；
- 具有正确的时机和环境。

表 5-4　用户组织相关问题的说明，以及为提高推广成功的可能性而建议采取的行动

属性	关键问题	如有必要，需要：
有需求	1. 对创新方法是否有需求？创新方法是否政策优先？ 2. 机构中是否存在创新方法的倡导者 / 拥护者？	①通过正式和非正式渠道加强宣传，以增强需求和动力 ②确定创新方法的倡导者 / 拥护者，并与之合作
实施能力	1. 用户组织是否具有以下能力：技术、培训、后勤 / 供应、监督、领导 / 合作、监测 / 评价、设施设备、价值观支持、人力资源、引进创新方法所需的政策和法律？ 2. 通过预实验，用户组织的能力是否得到增强？ 3. 用户组织能否在不影响其他方案和服务的情况下接受这种创新方法？	①在能力较强的地区开始推广 ②识别用户组织内的资源，加强资源的使用和共享 ③倡导必要的政策 / 法律改变 ④在推广过程中寻找其他提高能力的方法 ⑤在大规模推广之前测试用户组织的能力 ⑥减少或消除这些负面影响
时间和环境	1. 用户组织中是否有即将发生的变化，这些变化是否会影响推广？ 2. 这些变化提供了机会还是限制？	调整推广策略，最大限度地增加机会，并尽量减少这些即将发生的变化所带来的限制

三、评估外部环境并设计行动计划，增加推广成功的可能性

环境是指位于用户组织外部，但会对推广造成极大影响的条件和制度，评估外部环境需要考虑的问题见表 5-5。

创新方法的推广和制度化是在多变的环境中进行的，认识到这一点，有助于设定现实的推广速度、范围和策略。环境通常是复杂的，因此最初的推广目标通常会比想象的更小。

环境是不断变化的，一个国家中不同地区的情况也不相同。因此，环境评估必须是一个持续进行的过程，而推广策略必须适应不断变化的环境。

表 5-5　环境相关问题的说明，以及建议采取的行动

关键问题	如果有必要的话，需要：
1. 在环境的各个维度中，哪些维度支持 / 反对创新方法？哪些利益相关者需要参与？	通过向有影响力的个人、团体或机构进行宣传，获得支持，减少反对
2. 哪些非正式和正式关系是有帮助的？	寻找正式和非正式渠道
3. 如何招募支持者？如何使反对者保持中立或合作？	建立支持者网络
4. 机会或限制是否会随推广而改变？哪些方面是稳定的，哪些方面最有可能发生改变？	在推广策略中提高灵活性以适应变化
5. 是否有相关的举措可以帮助推广创新方法？	适时适地开展协作
6. 如何监测环境的不同组成部分，以追踪变化的环境？	确保环境评估是一个持续的过程，并与决策有关

四、增强资源团队的能力以支持推广

资源团队是指那些努力推动和促进创新方法得到更广泛使用的个人和组织，评估资源团队需要考虑的问题见表 5-6。然而，推广与试点、示范或实验项目的实施不同。需要各种新的额外的技术，尤其是管理、领导和财政投入来支持。资源团队的一项关键任务是确保这些资源的可用性。一个拥有适当技能和充足时间投入的强大的资源团队是推广成功的主要因素。

如果资源团队具有以下特点，则更有可能成功地实现推广目标：

- 与用户组织具有统一的视野，在用户组织中具有权威性和高信誉的高效、积极的领导者；
- 了解推广活动所处的政治、社会和文化环境；
- 有能力获得财政资源；
- 深入了解用户组织的能力和局限性；
- 具有培训用户组织成员的能力；
- 协助用户组织进行管理干预，以实施创新方法；
- 向政策制定者、政府官员和项目管理者宣传创新方法的能力；
- 推广的技能和经验；
- 能够提供长期支持。

表 5-6 资源团队相关问题的说明，以及建议采取的行动

属性	关键问题	如果有必要的话，需要：
领导力和信誉	团队在用户组织中是否具有权威性和可信度？	将权威人士纳入团队，将用户组织中的重要成员纳入团队
技能	是否有足够的技能来支持：培训、卫生服务、管理策略、宣传、人权和性别平等、研究监测和评估、资源动员？	①逐步建立这些技能 ②调动用户组织中可能存在的必要支持 ③增加团队成员
经验	团队是否有推广、宣传或政策制定的经验？	招聘有经验或提供相关资源、能够进行成功推广的团队成员
规模	团队规模能否胜任支持项目的管理、培训、宣传和社会联系？	增加团队的规模或调整推广的速度，以确保有足够的支持
资源	现有资源能否支持团队的运转？	调动资金并调整推广的速度和范围，以确保资源团队能够提供足够的支持
稳定性	在整个推广过程中，团队的关键成员是否有可能继续担任这个角色？	设法确保团队内部的稳定性

五、做出策略选择，以支持纵向推广（制度化）

纵向推广是指在国家或地方各级将创新方法的政策、政治、法律、法规、预算或其他卫生系统的改革制度化，评估纵向推广需要考虑的问题见表 5-7。

表 5-7 与纵向推广有关的策略选择，以及建议采取的行动

策略选择	关键问题	如果有必要的话，需要：
推广 / 宣传	1．进行必要改变的适当方法有哪些？ 2．可以使用哪些正式和非正式的宣传渠道？ 3．如何建立主人翁意识，使创新方法被视为常规计划运作的一部分？	①采用多渠道进行宣传，例如：为决策者提供政策简报 ②为主要利益相关者举行宣传会议 ③个体宣传 ④政治影响 ⑤纳入国家政策和预算 ⑥利益相关者（包括相关政治领导人）参观示范点，阐述创新方法的价值

续表

策略选择	关键问题	如果有必要的话，需要：
组织过程	1．谁将负责推广的组织过程，促使相应政策的调整？ 2．实现调整和改变需要哪些技术支持，如何调动这些支持？ 3．通过哪些程序才能启动所需的各项改变？ 4．如何将创新方法与国家卫生计划和卫生改革进程相联系？ 5．应在哪些时间段开展改革？	①确保资源团队的成员有经验、有能力推动改革 ②评估技术支持需求，寻求在全国推广的方法和能力 ③在国家和地方级规划会议等决策论坛中倡导改革 ④将创新方法与卫生计划和正在进行的卫生改革工作相联系 ⑤确定优先次序和目标
成本 / 资源调动	1．用于传播 / 宣传和必要改变的人力、物力是否充足？ 2．如何将改革所需的成本纳入国家卫生预算？	①在项目提案中纳入宣传活动和人员等资源需求 ②参与国家预算过程
监测与评价	1．如何监测和评价纵向推广？ 2．有哪些适当的指标监测和评价？	①创建简单的方法追踪纵向推广的活动和结果，并评估有哪些不足 ②利用监测和评价结果，不断调整推广策略

纵向推广要求了解卫生政策和相关的政治进程，也需要与卫生系统规划、预算周期、筹资、方案结构、管理、人力资源、后勤和信息需求等有关的知识。这包括了解推广与宏观层面的发展和财政策略如何相互关联，如扶贫战略文件（PRSPs）、中期支出框架（MTEF）、全部门办法（SWAPs）和其他捐助者支持的筹资机制，以及卫生部门正在进行的改革工作。

视情况通过政策、政治、法律、监管、预算或其他改革将创新方法制度化。例如，如果政府没有参与创新方法的设计和测试，纵向推广就必须从提倡在国家计划内采用创新方法开始。

相比之下，如果政府在试点设计时就对创新方法及其推广感兴趣，那么纵向推广将会更容易。政府可以立即关注将创新方法纳入国家或地方各级卫生系统所需的具体行动上。

同样地，与公共部门相比，非政府组织或私营部门对创新制度化要求和复杂程度可能较低，因为它们较少受到正式的政治控制和公共部门错综复杂的官方程序的影响。

当创新方法在一个非政府组织内进行测试并预计在非政府组织部门内进行推广时，与政府和更大的政策系统之间的互动可能更加受限，但不容忽视。然而，当一项创新在非政府组织内进行试点，但将在公共部门内推广时，将其纳入政策、规范和方案程序很可能是一项挑战。

明确政策、法律、政治、监管、预算和其他卫生系统的改革，有助于确保创新方法能够制度化。纵向推广相关改革必要性评估表见表 5-8 所列。

表 5–8　纵向推广相关改革必要性评估表

改革种类	是否需要这种改革（是 / 否 / 不清楚）	描述具体的改革或者评价这种改革的必要性
政策		
政治承诺		
法律修订		
法规、规章和方针		
财政和预算		
后勤		
信息系统管理		

续表

改革种类	是否需要这种改革（是 / 否 / 不清楚）	描述具体的改革或者评价这种改革的必要性
监督		
员工评估、绩效激励		
培训课程和方法		
卫生人力资源的变化		
情报、教育、交流材料		
其他		

六、做出策略选择，以支持横向推广（扩展 / 复制）

扩展或复制也称为横向推广。创新方法可以在不同的地理位置进行复制，也可以扩展到更大范围或不同的人群，评估横向推广需要考虑的问题见表 5-9。

创新方法的推广需要进行策略选择，即如何将创新传播到新的领域或不同的群体，如何组织扩张，如何调动资源，以及如何监测和评估过程、结果和影响。这些选择必须包括推广系统的所有要素。

成功的推广很少涉及机械地重复创新。相反，这意味着要调整推广过程，以适应一个国家或区域内不同的环境背景。

表 5-9　与横向扩展（扩展 / 复制）相关的策略选择，以及建议采取的行动

策略选择	关键问题	如果可能的话，需要：
传播 / 宣传	1．可以利用哪些政治、个人或其他非正式渠道和关系来说服新地区（区、市等）引入创新方法？ 2．如何传播 / 转让新技术［培训、技术援助、点对点方法、IEC（情报 - 教育 - 交流）材料、大众媒体、报告、政策简报］？ 3．是否针对不同受众对创新方法进行了适当的调整，并以清晰简洁的方式传达？	①确定对推广工作起到重要作用的关键决策者，并找到吸引他们参与的方法 ②在更广泛的推广之前，在一些新的项目地点累积经验 ③必要时修改创新方法的传播和展示方式
组织过程	1．预计有多少项目点需要采用创新方法？ 2．项目在哪些时间段进行扩张？是分阶段进行还是快速进行？ 3．可行的短期目标、中期目标和长期目标分别是什么？ 4．项目地点之间是否存在较大差异？如果存在，需要进行哪些调整？ 5．是否需要引入新的合作伙伴来支持或实施推广规模？ 6．该方法是否具有参与性？	①根据创新的性质、资源团队的优势 / 能力、用户组织和环境中的机会 / 限制因素，评估扩大的预期范围和速度，并制定目标 ②根据不同地点的需要调整创新方法 ③在新合伙人之间建立有效的沟通策略 ④使包括社区成员在内的关键利益相关者加入研究团队，同时避免过度参与
成本 / 资源动员	1．新地区的推广成本是否相同？ 2．推广在经济上是否可行？ 3．能否更有效地组织推广？ 4．是否有用于推广的资源，或者是否需要调动这些资源？如果需要，如何调动？	①评估实施创新方法的成本 ②与其他相关活动合作以降低成本 ③将创新与其他宏观层面的发展和融资策略联系起来

续表

策略选择	关键问题	如果可能的话，需要：
监测和评价	1．如何监测和评价推广的过程、结果和影响？ 2．创新方法是否展现出预期的结果和影响？	①决定监测的相关指标 ②使用现有的服务统计数据进行监测，以便能够提供相关和可靠的信息 ③创建简单的流程来追踪推广的过程 ④开展快速定性研究，深入了解推广的过程和障碍 ⑤根据需要进行专项研究以评估结果 / 影响 ⑥推广过程中利用监测和评价的结果来调整策略

七、确定如何多样化推广

多样化，也称为功能扩展或嫁接，包括在一个正在推广的过程中进行测试和增加一个新的创新。当在扩大规模的过程中发现了新的需求，并对解决这些需求的干预措施进行测试并将其纳入原始创新方法时，通常会追求多样化。

如果要将一项新的创新加入到当前的推广过程中，则有必要继续执行前述六个步骤，将这些问题和注意事项应用于这项新增的干预措施。要考虑新增加的措施是否会对现有的创新方法产生不利影响。要充分利用优势，减少负面影响。

在现有干预措施的基础上增加一项新的创新项目，会增加推广的负担。在增加新的创新方法之前，应确保原有创新方法的顺利实施，或者确定用户组织和资源团队有能力成功地执行一系列的扩展任务。

八、设计行动计划，促进自发性推广

自发性推广是指在没有刻意指导的情况下进行创新方法的扩散。自发性推广可发生在个人到个人、社区到社区，或从一个服务场所到另一个服务场所，评估自发性推广需要考虑的问题见表 5-10。

当创新方法解决了一个明显的需求，或者当一个关键事件引起人们对需求的关注时，最有可能发生自发性推广。

研究者可以从自发性推广中学习重要的经验，从而使指导过程更加高效和有效。只要运行良好，实施质量可以保证，最终创新方法的自发性推广就是可取的。

自发性推广可能会导致创新方法无法完全复制，因此无法产生同样的结果，这种情况可能会影响创新方法的可信度。

应该利用并学习自发性推广。这就需要收集证据，说明自发性推广是否发生，如果有，在哪里发生，为什么会发生，以及预期的结果如何受到影响。

表 5-10 自发性推广有关的策略选择，以及建议采取的行动

策略选择	关键问题	如果可能的话，需要：
传播	1．创新方法是如何自发传播的？ 2．是创新方法的所有组成部分都得到推广，还是仅有部分方面？ 3．创新方法的自发性推广是否有可能取代传统的推广过程？	①在传播过程中吸取经验教训 ②干预自发性推广的过程，使创新方法的所有组成部分都被推广 ③提供资源材料，采取其他行动，促进自发性推广

续表

策略选择	关键问题	如果可能的话，需要：
组织过程	自发性推广的速度和范围如何？如何解决推广过程中人力资源和其他管理问题？	利用经验教训来改进指导过程
成本 / 资源动员	当创新自发地推广时，推广的费用是如何使用的？	利用经验教训建立成本节约机制
监测和评价	1．是否应该进一步评估自发性推广？ 2．谁应该负责监督和评估？	建立与自发性推广有关的证据和评估程序

九、完成推广策略，思考下一步计划

1．回顾在前述八个步骤中所确定的推广策略，根据需要进行推广的总体环境，再次考虑这些策略是否适当。必要时进行修订，并确定每项建议的优先次序。排除无法实施的建议。

2．以表格形式提出建议，列出广泛的行动类别、具体建议以及每项建议的优先次序。在适当的情况下，准备一份较长的文档，详细说明所建议行动的理由（表 5-11）。

3．一旦制订了推广策略的大纲，就需要更详细的实施计划。实施计划应详细说明将要开展的活动，并指出谁在什么时间段内负责哪个部分。如果有多个合作伙伴参与实施，则每个合作伙伴都需要制订相应的实施计划。

表 5–11　推广策略的所有内容一览表

类别	建议	优先程度
提高创新方法的可信度	将地区经理和其他利益相关者带到试点地点 在与试验现场不同的环境中测试创新方法，以评估常规计划中大规模推广的可行性	中 高
简化创新	与主要利益相关者举行会议，确定创新方法的本质，以及是否可以简化以促进推广	高
在用户组织中发挥优势	计划在用户组织中有示范性的领域进行初步推广	高
应对环境的局限	组织宗教领袖研讨会，以化解他们对创新方法的担忧	高
加强资源团队	为团队招募强有力的宣传人员 在组织发展中招募更多的培训师	中 高
倡导支持创新的政策承诺	参与正在进行的卫生部门改革进程，以获得资助者和政府对创新方法的信任	高
创新的进程	在更广泛的推广之前，将创新方法引入可作为示范点的领先地区 为后续的广泛推广制定时间表	高 中
纳入新伙伴	在创新方法正在推广的领域寻求机构的支持和承诺	高
成本 / 资源动员	与类似的机构合作，并从规模经济中获益 确定推广的成本	中 高
传播和监督	最后确定培训模块，并制定培训的时间表 将对创新方法的监督纳入监管计划	高 高
多样化	探索对创新方法的新增内容进行试点测试的可行性	低
自发性扩散	开展焦点小组研究，以评估创新是如何在个人与个人之间以及服务环境与服务环境之间传播的	中
后勤	与资助机构合作，确保可持续提供后勤保障	高
监测和评价	创建一个简单的监测系统，在推广期间对现有的统计服务信息进行补充	高

第三节　政策实施推广的效果评价实例

一、政策介绍

先天性心脏病（先心病）是最常见的出生缺陷，在我国活产新生儿中的发病率为8.98‰，是导致婴幼儿死亡的主要原因之一。早发现、早诊断、早治疗可有效减少心力衰竭、休克、严重缺氧和肺炎等并发症的发生风险，并降低患者家庭和社会经济负担。复旦大学附属儿科医院黄国英教授团队长期致力于先心病等儿童重大疾病的临床和基础研究，该团队于2011—2014年先后开展了两项大样本、前瞻性、多中心研究，创建了准确、简便、无创伤、低成本的“新生儿先心病双指标筛查方案”，即联合应用经皮脉氧和心脏杂音两项指标，在新生儿早期（出生6～72小时）筛查急需干预的危重症先心病；该团队同时建立了筛查-干预体系，实现了对可威胁生命的先心病的早发现、早诊断、早治疗。其研究成果先后被转化为上海市（2016年）和国家（2018年）公共卫生政策，使先心病被纳入我国新生儿筛查疾病谱，成为临床研究成果转化为国家公共卫生政策的典范，造福了成千上万的患儿和家庭。该团队同时承担上海市新生儿先心病筛查质控指导中心和新生儿先心病筛查国家级项目管理办公室职能。

二、推广策略

1．设计行动计划以增加创新方法的可推广性　2011年起，黄国英教授课题组通过两项多中心、大样本临床研究，创新性提出采用“心脏杂音听诊+经皮脉搏血氧饱和度测量”双指标法，对出生6～72小时的新生儿进行先心病筛查，该法准确性高、简便易行、无创伤性且成本较低，对危重症先心病的检出率达92.11%，特异度接近99%。其研究成果先后在国际顶级医学刊物 *The Lancet* 和 *Pediatrics*、《中华儿科杂志》等儿科权威学术刊物发表，得到国内外同行的高度认可。

2．增强用户组织实施推广的能力　新生儿先心病筛查（双指标法）的创新成果得到了政府部门的重视。2016年4月，上海出台《关于在全市开展新生儿先天性心脏病筛查工作的通知》，在所有助产医疗机构全覆盖开展新生儿先心病筛查工作，并指定复旦大学附属儿科医院为市级质控指导中心，构建“覆盖全市、分片负责”的筛查诊治网络。2018年7月，国家卫生健康委妇幼司印发《新生儿先天性心脏病筛查项目工作方案》，在国内24个省（区、市）、169个市（地、州、盟）、810个县（市、区、旗）启动实施新生儿先心病筛查项目。

3．评估外部环境并设计行动计划，增加推广成功的可能性　先心病是目前我国首位高发生率和高死亡率的出生缺陷疾病，已成为影响儿童健康和出生人口素质的重大公共卫生问题，但我国长期以来缺乏可用于在新生儿早期发现先心病的有效筛查方案。2016年之前，许多地区已开展先心病筛查工作，但缺乏系统性，采用的筛查方法也不统一，包括体格检查、脉氧测定、产前或产后心脏超声检测，无法同时满足准确、简便、高效、低成本的要求；这些筛查的目标人群大多为学龄前或学龄期儿童，而不是新生儿，无法在生命早期检出那些严重威胁生命和健康的危重症先心病，因而不能给予及时的诊断和有效的处理。

中共中央、国务院2016年10月印发并实施的《“健康中国2030”规划纲要》明确要求“扩大新生儿疾病筛查，提升新生儿危急重症救治能力”；2018年5月国家卫生健康委妇幼司发布的《健康儿童行动计划》进一步提出“要逐步扩大新生儿疾病筛查病种；加强对先心病等严重多发出生缺陷疾病的防治……促进儿童健康领域科技创新成果和适宜技术的推广和应用”。

因此，建立准确、简便、适宜的新生儿先心病早期筛查技术方案，并在此基础上构建完整的管理服务网络体系，从而实现先心病的早期发现与及时干预，对保障儿童健康、减少家庭和社会负担具有重要意义。

4．增强资源团队的能力以支持推广 国家卫生健康委在复旦大学附属儿科医院设立“新生儿先天性心脏病筛查国家级项目管理办公室”（以下简称项目办），全面负责项目的组织管理工作，包括组织各省级项目办公室对所辖的筛查、诊断、治疗机构进行管理，形成较完善的先心病筛查 - 诊断 - 治疗 - 随访体系。

项目办牵头单位复旦大学附属儿科医院在人、财、物、制度等方面对新生儿先心病筛查项目给予大力支持：除了组织保障和人力配备外，在经费方面，先后争取到“上海市公共卫生体系建设三年行动计划”“上海市儿童健康服务能力建设专项规划”专项经费累计 1500 余万元，国家卫生健康委专项经费数十万元，以有效保障项目开展。为提升项目信息化管理水平，项目办累计投入 150 余万元，独立研制开发了专用的信息管理系统并获得专利。

5．做出策略选择以支持纵向推广（制度化） 项目办建立工作例会制度，定期召开工作会议，及时商讨和解决工作中出现的问题，统筹推进全国工作开展；组织各项目省持续完善网络体系，建立绿色通道，加强专人管理；2018—2019 年共开展 5 次国家级培训，培训省级师资 761 人次，各项目省累计培训 4 万余人次，规范工作流程，提升筛查技术水平；制定质控评估工作要求，组织开展三级质控，持续提高筛查质量。

项目已形成国家级新生儿先心病筛查制度、方案和规范，包括《新生儿先天性心脏病筛查项目工作方案》和技术规范、质控评估工作要求等；上海、北京、海南、青海等各项目省结合本地区实际，共形成数十个省级筛查管理制度及工作方案；双指标筛查技术方案被写入我国儿科学领域经典著作《实用新生儿学》（第 5 版）中；复旦大学附属儿科医院受中华小儿外科学会心血管外科学组委托，领衔制定了国内首部新生儿危重先心病术前评估专家共识。

6．做出策略选择以支持横向推广（扩展 / 复制） 到 2022 年底，项目已覆盖全国 28 个省（区、市）、237 个市（地、州、盟）、1651 个县（市、区、旗），按“省—市—区县”模式实行分级管理；“筛查—诊断—治疗”服务网络基本建立，全国共有筛查机构 8278 家、诊断机构 1324 家、治疗机构 240 家；累计筛查新生儿 1500 余万名，筛查率近 90%；确诊 6.4 万余名先心病患儿，及时开展早期干预；为 4400 余名危重和严重先心病患儿及时进行手术治疗，挽救其幼小的生命。

三、结果分析

1．社会效益 2023 年 1 月，国际著名医学期刊 *The Lancet Regional Health-Western Pacific* [《柳叶刀 - 区域健康（西太平洋）》，JCR Q1 区，2022 年影响因子 8.559] 在线发表了黄国英教授团队的研究论文“*Impact of Newborn Screening Programme for Congenital Heart Disease in Shanghai：A Five-Year Observational Study in 801，831 Newborns*”。该研究利用上海市 2017—2021 年的真实世界数据，详细报告了上海市新生儿先心病筛查项目实施进展和成果，为新生儿先心病筛查工作提供了宝贵的循证数据和中国经验。2017—2021 年，上海市有 806 033 名新生儿接受先心病筛查，筛查率高达 99.47%，共 3579 人确诊有先心病，其中 779 例危重症先心病患儿及时接受了手术或介入治疗，成功率达 95%。由于危重症先心病得到早期治疗，上海市 5 岁以下儿童先心病死因占比从筛查前的 25.93% 下降至 16.61%；婴儿死亡率也从 4.58‰下降至 2.30‰。这表明开展新生儿先心病筛查工作可改善婴儿健康结局，是一项成功的公共卫生政策。同时，该研究也在开展普筛的临床实践中再次证明了新生儿先心病双指标筛查方案的准确性和可靠性。

2．经济效益 项目从各个环节有效降低了社会的经济负担：筛查工作在助产机构开展，可在母亲分娩住院期间进行，从而减少交通费和人力成本；筛查阳性患儿可直接转诊到定点医疗机构，患儿家庭不必四处寻医；早期发现患儿并及时干预，可缩短确诊时间、减缓病情进展；患儿及时获得治疗，可提高生命质量，有效避免因治疗不及时或未治疗所导致的成年后劳动力降低。

3．项目成果与社会荣誉 项目已产出 10 项知识产权（包括专利、标准、软件著作权）、8 篇科普文章、3 条科普视频。2014 年获上海妇女儿童发展研究成果“政策建议成果奖”一等奖，

2016 年获美国新生儿基金会全球创新奖（EVE AWARD for Global Innovation in Newborn Health），2018 年获上海市市长质量奖，2020 年获上海市科技进步奖一等奖。

四、总结优势与不足

1．亮点与经验　新生儿先心病筛查从临床研究成果成功转化为国家公共卫生政策并持续推进，主要亮点和经验如下：①以问题为导向，瞄准重点、难点、痛点问题，创新提出适宜可行的技术方案；②积极寻求政府部门支持，推动临床研究成果转化为国家公共卫生政策；③建立全链条“筛查—诊断—治疗”管理服务体系，保障患儿获得连续性服务；④加强各级培训和质量控制，多措并举，全面提升技术和管理水平；⑤搭建全国统一信息化平台，加强数据管理和分析产出；⑥多渠道加强项目宣传和健康教育，提升全民健康素养。

2．价值与意义　新生儿先心病“双指标筛查方案”作为“中国标准”，为早期发现新生儿期和婴儿期危及生命的先心病，提供了准确、无创、简便、经济的科学方法，成为临床研究成果转化为国家公共卫生政策的典范；对降低婴幼儿因先心病导致的死亡和残疾、促进儿童健康发展、减轻社会和家庭的经济和精神负担具有重要意义。

3．不足之处　工作推进尚存在地区差异，部分省（区、市）覆盖地区较少、筛查率较低，因此亟需加大项目实施、培训、健康宣教和质控督导力度；筛查 - 诊断 - 治疗闭环尚未完全形成，筛查后续处理质量有待进一步提升；部分省（区、市）仍存在经费投入不足、仪器设施配备不齐等情况，投入保障力度需进一步加大；数据及时性、准确性和完整性有待提高，信息管理需进一步规范。

4．工作展望　国家卫生健康委 2021 年印发的《健康儿童行动提升计划（2021—2025 年）》中指出，要针对先天性心脏病等重点出生缺陷疾病，建立健全“县级能筛查、地市能诊断、省级能指导、区域能辐射的出生缺陷防治网络”，并明确提出“新生儿先天性心脏病筛查覆盖所有区县，筛查率达到 60% 以上”的工作要求，这将有力地推进新生儿先心病筛查在全国深入开展，保障和促进儿童健康，也可为世界各国进一步完善儿童先心病早期防治策略提供循证依据和有效借鉴。

五、小结

无论多么具有战略意义的计划都只是计划。推广的成功取决于实际执行情况。一个好的计划可以引导实施过程朝着正确的方向发展，从而使成功的可能性更大。通过上文概述的九步过程制定的推广策略不应是一成不变的。一旦开始实施，推广策略就可以随各项活动的需要以及当地情况的不断变化而改变。

推广是一个学习的过程，在学习过程中改变策略计划是有建设性和必要性的。同时，推广计划必须考虑多种因素的影响，并在可取和可行之间取得平衡，这种战略思维必须始终贯穿推广的计划和组织实施。

参考文献

1．黄国英．我国开展新生儿先天性心脏病筛查的重要性．中华儿科杂志，2017，55（4）：241-243.

2．杨杪，袁琳，黄国英．国家儿童医学中心的创新实践与发展成效．现代医院管理，2020，18（4）：9-12.

3．Zhao Q M，Ma X J，Ge X L，et al．Pulse oximetry with clinical assessment to screen for congenital heart disease in neonates in China：A prospective study．The Lancet，2014，384（9945）：747-754.

4．国家卫生健康委妇幼司．健康儿童行动计划．国卫妇幼发〔2018〕9 号，2018-05-03.

5．国家卫生计生委．关于印发《国家儿童医学中心及国家儿童区域医疗中心设置规划》的通知．国卫办医发

〔2016〕31 号，2016-07-26.

6. Hu X J，Ma X J，Zhao Q M，et al. Pulse Oximetry and Auscultation for Congenital Heart Disease Detection. Pediatrics，2017，140（4）：1-9.

7. 上海市卫生计生委. 关于在全市开展新生儿先天性心脏病筛查工作的通知. 沪卫计妇幼〔2016〕11 号，2016-04-27.

8. 上海市卫生计生委. 上海市公共卫生状况报告（2017）. 2017.

9. 国家卫生健康委. 关于印发《新生儿先天性心脏病筛查项目工作方案》的通知. 国卫妇幼儿卫便函〔2018〕68 号，2018-07-25.

10. 国家卫生健康委. 关于印发健康儿童行动提升计划（2021—2025 年）的通知. 国卫妇幼发〔2021〕33 号，2021-11-05.

11. Yang M，Tian Y，Jia P，et al. Impact of clinical research on public health policy of neonatal screening for congenital heart disease in China. Chin Med J（Engl），2022，135（11）：1261-1263.

12. Ma X J，Tian Y P，Ma F C，et al. Impact of Newborn Screening Programme for Congenital Heart Disease in Shanghai：A Five-Year Observational Study in 801，831 Newborns. The Lancet Regional Health-Western Pacific. About The Lancet Regional Health-Western Pacific. https：//www.thelancet.com/lanwpc/about.

（宋　逸　黄国英　杨　杪　李佳欣）

第六章

实施性研究结果的报告

◎ 学习目标

1．了解实施性研究的报告规范（StaRI）。
2．理解 StaRI 的重要性和应用范围。
3．能够根据 StaRI 清单撰写实施性研究报告。

随着循证医学的发展，高质量证据不断增加。尽管大量高质量临床研究证实了干预措施的有效性，如何在现有的卫生系统及各种情境中实施这些干预措施，仍然存在很大的挑战。为弥补证据与实践之间的差距，实施科学（implementation science）产生并日益发展为重要的研究方向。实施科学是指将科学发现及循证干预方法整合到临床实践和健康政策中，从而提高医疗服务质量和有效性的研究过程，也称为实施性研究（implementation study）。在实施性研究中，被实施的干预措施和促进干预实施的策略同样重要。研究者不仅判断干预措施在实施过程中是否有效，更期望去解释实施成功或失败的原因是什么，从而寻找促进干预实施的最佳方法。因此，对实施性研究结果的报告应同时关注干预措施和实施策略。而已有的报告规范常侧重于报告干预结果，而对于干预措施在不同场景中如何实施和推进的报告不够充分。缺乏统一、完整的报告规范，影响了实施性研究的检索、复制和推广。本章将介绍并解读实施性研究的报告规范，以期为提升实施性研究的报告质量提供借鉴。

第一节　实施性研究的报告规范介绍

2017 年 3 月，Pinnock 等在 *BMJ* 上发表了实施性研究的报告规范（Standards for Reporting Implementation Studies，StaRI），这是首个聚焦实施性研究的报告规范，对规范和提高实施性研究的报告质量、促进实施科学的发展有着重要意义。本节将重点介绍 StaRI 的制订过程和应用范围。

一、StaRI 的制订过程

StaRI 的制订遵循了健康相关研究的报告标准发展指南，并在报告标准协作网（Enhancing the

Quality and Transparency of Health Research，EQUATOR）上公布了其研究计划。在系统评价的基础上，StaRI 研究小组组建了包括研究者、期刊编辑、临床实践者、临床管理者、方法学家、患者团体和资助机构的国际多学科专家团队，使用在线 Delphi 法收集和汇总专家意见。分别通过 20 名专家和 19 名专家完成两轮 Delphi 咨询后，从潜在的 47 个条目中筛选出 35 个条目作为备选条目。随后召集了为期两天的现场共识会议，有来自多学科的 15 名专家出席，进一步筛选出核心条目和概念，形成了 StaRI 初稿。在反复的在线讨论和同行反馈后，最终发布了正式的 StaRI 报告规范。StaRI 为实施性研究提供了可参考的报告框架，所有旨在推进有效干预措施的采纳、实施和可持续性评估的研究，都可以参照此规范报告。

二、StaRI 的应用范围

StaRI 报告规范适用于报告各类实施性研究。与经典的以疗效评价为目的的效力研究（efficacy study）不同，实施性研究的目的不仅要了解哪些干预是有效或者无效的，还要了解影响实施成败的原因以及检验改进实施的方法。这些研究所采用的科研设计包括实用性随机对照试验、整群随机对照试验、阶梯设计的群随机试验、非随机同期对照试验、中断时间序列、序贯多重方案随机试验、多阶段优化设计等。采用这些科研设计，以构建和评价实施策略为主，促进干预措施的采纳和维持的研究，均可以使用 StaRI 报告规范来指导科研论文的写作。

第二节　实施性研究的报告规范解读

StaRI 共包含 27 个条目，从标题、摘要、引言、目的、方法、评价、结果、讨论、通用 9 个方面进行归类，并采用实施策略和干预措施双轨报告的框架。本节将详细介绍 StaRI 清单的内容并配合案例进行解读。

一、StaRI 清单的内容

表 6-1 呈现了 StaRI 清单的板块和条目。其中实施策略指的是能够促进干预措施嵌入研究场景并持续发挥作用的策略，如实施性研究综合框架（Consolidated Framework for Implementation Research，CFIR）、健康服务领域研究成果应用的行动促进框架（Promoting Action on Research Implementation in Health Service，PARIHS）、知识转化模式（Knowlege to Action Framework，KTA）、渥太华模式、PDCA 循环、临床质量审查等；干预措施指的是在研究场景中被实施、被评估的措施，如循证实践、临床指南等。对于实施性研究，实施策略的报告是第一位的，能帮助读者了解促进成功实施的方法和原因，因此表格中关于实施策略的这一列应尽量全部报告。此外，对于干预措施的报告也同样重要。尽管这些干预措施在实施前已有强有力的证据证实了其有效性，但考虑到干预效果在不同场景可能会有改变，因此仍有必要测量和报告干预措施带来的结局变化。

表 6-1　实施性研究的 StaRI 报告规范

报告条目		实施策略：促进干预实施的策略	干预措施：被实施的干预措施
标题	1	体现本研究是一项实施性研究，并描述所使用的方法学	
摘要	2	体现本研究是一项实施性研究，描述拟评估的实施策略，拟实施的循证干预措施，定义关键的实施结局评价指标和健康结局评价指标	
引言	3	拟实施的干预旨在解决卫生保健中存在的哪些问题、挑战或不足	
	4	拟采取的实施策略的科学背景和理论基础（包括任何理论、框架、模型，实施策略能够发挥作用的依据，任何预实验）	拟实施的干预措施的科学背景和理论依据（包括有效性的证据以及能够发挥作用的依据）

续表

报告条目		实施策略：促进干预实施的策略	干预措施：被实施的干预措施
目的	5	研究目的，并区分阐述实施目标和干预目标	
方法	6	研究设计及其主要特征（可交叉参照其他合适的方法学报告标准），及研究计划发生的任何变化及原因	
	7	实施干预的情境（应考虑可能影响干预实施的社会、经济、政策、卫生保健、组织机构中的障碍和促进因素）	
	8	实施场所的特征（如位置、人员、资源等）及入选标准	干预针对的人群及入选标准
	9	对实施策略的描述	对干预措施的描述
	10	描述为了附加研究任务和（或）嵌套研究的亚组招募方法	
评价	11	确定实施策略的预期主要结局和其他结局，以及相应的评估方法；记录任何预先确定的目标	根据需要确定干预措施的预期主要结局和其他结局，以及相应的评估方法；记录任何预先确定的目标
	12	报告实施策略的过程评价指标和结局，以解释其能发挥预期效果的机制	
	13	实施策略的资源使用、成本、经济结局及分析方法	干预措施的资源使用、成本、经济结局及分析方法
	14	样本量的合理性（根据情况报告样本量计算方法、预算限制、实际考虑、数据饱和度等）	
	15	分析方法及选择原因	
	16	任何预先设定的亚组分析方法（如多中心研究的不同中心之间，不同的临床特征或人口学特征群体之间），或者嵌套研究的亚组之间	
结果	17	实施对象的数量及特征	干预对象的数量及特征（如适用）
	18	实施策略的主要结局和其他结局	干预措施的主要结局和其他结局（如适用）
	19	实施策略相关的过程数据，以反映其能够达到预期效果的原因	
	20	实施策略的资源使用、成本、经济结局分析	干预措施的资源使用、成本、经济结局分析
	21	亚组结果及其代表性，包括被招募到嵌套研究中的亚组结果（如有）	
	22	实施策略与研究计划的一致性，以及为了适应情境和偏好做出的调整	核心干预措施与计划的一致性（如有测量）
	23	可能影响结局的情境变化（如有）	
	24	各组中的任何重要伤害或意外影响	
讨论	25	结果汇总，优势，局限性，与其他研究的对比，结论和对实践的影响	
	26	讨论实施策略（特别是可推广性）对政策、实践和后续研究的影响	讨论干预措施（特别是可持续性）对政策、实践和后续研究的影响
通用	27	包括各项批准声明（如伦理审批，数据保密，主管部门批准信息） 试验或研究注册信息（是否可提供研究计划书），研究资助信息，利益冲突等	

二、StaRI 清单的解读

为了帮助研究者更好地理解 StaRI 清单的内容，本节参考 StaRI 工作组发表的解读方法，结合多个案例，对 StaRI 报告规范的条目内容进行逐一解读。

1．标题与摘要

条目1：标题应体现出本研究是一项实施性研究，并描述所应用的方法学。可在标题中使用“实施性研究（implementation study）”“实施策略（implementation strategy）”“实施（implementation）”等词汇，便于读者检索和识别。如《应用多层面干预方法促进围手术期安全指南的实施：一项阶梯随机对照试验计划书》《应用多层面护士主导的干预方法降低留置导尿管的使用：一项前后对照研究》。

条目2：摘要也应体现出本研究是一项实施性研究，并描述拟评估的实施策略、拟实施的干预措施，定义关键的实施结局指标和健康结局指标。例如《应用多层面护士主导的干预方法降低留置导尿管的使用：一项前后对照研究》中，作者在摘要中阐述该研究拟评估的实施策略是“多层面护士主导的干预”，拟实施的干预措施为“减少导尿管使用的集束化护理措施”，关键的实施结局指标为“减少导尿管使用集束化护理措施的依从率”，关键的患者结局指标为“留置导尿管的使用率和留置时间”。建议在摘要和关键词中也提及“实施性研究”“实施策略”“证据实施”等词汇，便于检索和识别。

2．引言与目的

条目3：描述拟实施的干预措施旨在解决卫生保健中存在的哪些问题、挑战或不足。可从问题的发生率、对个人或健康资源的影响、现有证据与实践之间的差距三个方面展开。如“围手术期不良事件与患者死亡、受伤、致残有关，围手术期不良事件的发生率为7.1%，围手术期护理与患者安全指南之间存在差距”。此外，引言中还应描述干预实施的情境特征，以体现本实施性研究拥有的资源和面临的挑战。情境特征的描述应包含影响干预实施成功的关键促进因素（如政策、资源、决策者风格等）和障碍因素（组织机构或个人层面等）。如“本次实施性研究的促进因素包括：所推行的干预具有科学性，实施场所的管理者支持变革，实践者有积极性，新证据对患者有益。障碍因素包括缺乏标准化操作流程，缺乏简洁的评估工具，实践者对新干预陌生，患者的依从性可能会低”。

条目4：阐述拟采取的实施策略的科学背景和理论基础。具体实施策略可在方法部分详细描述，但在引言中应简要介绍本研究采用的实施策略及其理论、框架、模式，以及该模式能够发挥作用的依据和该实施策略为何适用于本研究情境。可用于实施性研究的理论、框架、模式有实施性研究综合框架（Consolidated Framework for Implementation Research，CFIR）、健康服务领域研究成果应用的行动促进框架（Promoting Action on Research Implementation in Health Service，PARIHS）、知识转化模式（Knowlege to Action Framework，KTA）、渥太华模式、PDCA循环等。如“本研究采用渥太华模式开展指南的实施性研究，该模式强调将证据应用于实践之前，应首先从证据本身、潜在接纳者、实践环境三个方面评估潜在的促进因素和障碍因素，这对本指南的实施十分重要”。同时，引言中还应描述拟实施的干预措施及其科学背景、理论依据、能够发挥作用的机制等，如“集束化措施已被多次证明能够预防留置导尿相关的不良事件”。实施性研究不以检测干预效果为首要目的，因此所实施的干预应是已有高质量证据支持的措施。

条目5：分别阐述实施目标和干预目标。例如一项研究旨在将支持性自我管理（supported self-management，SMS）纳入2型糖尿病患者护理内容的一部分，其实施目标可以是提高临床护士对SMS计划的接受度和实施率，识别影响护士实施SMS计划的障碍因素。而干预目标则是评价SMS计划对2型糖尿病患者日常功能、情绪状态、社会参与、自我管理行为、健康资源使用的影响。

3．方法

条目6：报告本研究的总体设计及其主要特征，以及与最初的研究计划相比，研究发生的任何变化及原因。例如《应用多层面干预方法促进围手术期安全指南的实施：一项阶梯随机对照试验计划》采用了阶梯随机对照试验设计，其原因是阶梯随机对照设计可行性强、经济负担小、拟实施的干预措施益大于弊。考虑到实施性研究可使用多种设计方法，如阶梯随机对照试验、群组随机对照试验、实用性随机对照试验、临床对照试验、间断时间序列研究、队列研究、前后对照研究、案例研究、混合模式研究等，因此在 StaRI 报告规范中，未将这些设计特征的条目包含在内（如随机化、盲法、组间可比性等）。因此作者在描述这部分信息时，可参照各研究设计相对应的报告规范，如报告群组随机对照试验的 CONSORT 扩展标准、报告实用性随机对照试验的 CONSORT 扩展标准、报告观察性研究的 STROBE 标准、报告质性研究的 COREQ 标准等。

条目 7：描述实施干预的情境，如开展实施研究的场所性质、患者类型和人数、工作人员概况、所拥有的资源等，并应考虑到可能影响实施结果的社会、经济、政策、卫生保健、组织机构中的障碍和促进因素。成功的实施是个体、研究证据、实施情境之间相互作用的过程。对于实施情境的描述能够帮助读者判断情境因素在实施结果中发挥的作用，并有助于读者比较自身情境与本研究情境的相似性，以决定复制或调整实施策略。如“本研究的实施场所为某三级甲等医院泌尿外科的 3 个病房，共有 48 名护士，3 名造口治疗师，135 张床位，尿路造口的手术量约 150 例 / 年，3 个病房每年开展品管圈活动，有持续改进临床质量的意愿”。

条目 8：描述实施场所和干预人群的特征及入选标准。前者指的是开展实施性研究的场所，如医院、病房、诊所、卫生院等，并描述这些场所的招募过程和入选标准。以促进围手术期安全指南的实施性研究为例，该研究关于实施场所的描述为“本研究在 9 所医院开展，其中 2 所研究型医院，4 所教学医院，3 所区域医院，每所医院的床位数从 200 ～ 1300 不等，这些医院的选择能够代表某地区的医生卫生分布情况。外科医生、麻醉师、手术室人员、病房护士、ICU 护士等均为关键实施人群”。该研究关于干预人群的描述为“本研究评估的人群是在以上医院接受择期腹部或血管手术的 1800 名患者，选择这些患者的原因是其并发症和死亡风险较高，患者具体的入选和排除标准包括……”。

条目 9：描述实施策略和干预措施。①对实施策略的描述，可借鉴不同的理论、框架、模式进行阐述。如在实施性研究的 CFIR 框架中，应从干预措施、外部环境、内部环境、利益相关人、实施过程 5 个关键因素进行阐述；在 PARiHS 模式中，应从证据、组织环境、促进因素 3 个核心要素进行报告。以《极低出生体重儿母乳喂养的循证实践》为例，研究者从评估现状、构建证据实施方案、应用证据实施方案、评价效果 4 个阶段描述了实施策略。②对干预措施的描述与其他干预性研究的报告规范一致，应尽可能详细地说明干预者、干预内容、干预地点、干预时间和剂量。但在实施性研究中，考虑到各实施场所可能会根据自身情境对干预措施进行调整，因此应指明干预措施中哪些是不可更改的核心要素，哪些是允许甚至是鼓励调整的内容。如有对照组，还应提供“常规做法”的详细描述，以帮助读者判断本研究与自身实践环境的可比性。以降低留置导尿管使用的实施性研究为例，研究者基于证据开发了一套“减少导尿管使用的集束化措施”，具体包括留置导尿管置管标准、置管和维护集束化措施、护士主导的导尿管拔除计划、临床人员能力提升 4 个方面。

条目 10：描述为了附加研究任务和（或）嵌套研究的亚组招募方法。在实施性研究中，往往以场所为单位进行干预，因此参与研究的患者不需要逐一知情同意。但有些研究中，为了评价干预或实施的效果，会挑选一部分患者进行观察、访谈或问卷调查。应清晰阐述这部分人群的招募过程。

4．评价

条目 11：确定实施策略和干预措施的主要结局、次要结局，以及相应的评估方法，记录任何预先确定的目标。实施性研究的效果评价应从实施结局和干预结局两方面报告。因实施性研究以评价实施策略为主要目的，因此应首先报告实施策略的主要结局、其他结局以及相应的评估方法。此外，干预所引起的健康结局也同样重要，这是开展实施性研究的根本价值。尽管被实施的干预措施已有强有力的证据支撑，但在真实环境中实施时依然会存在效果减弱的情况，故干预措施对于健康结局的影响也应该被纳入评价范围。如在促进围手术期安全指南的实施性研究中，工作人员对围手术期患者安全指南的依从性即是主要的实施结局，院内并发症、死亡率、住院时间、再入院、再次手术等则是干预结局。在降低留置导尿管使用的实施性研究中，实践人员对审查指标的依从率是主要的实施结局，留置导尿管的使用率和留置时长是主要的干预结局。

条目 12：报告实施策略的过程评价指标和结局，以解释其能发挥预期效果的机制。如在促进围手术期安全指南的实施性研究中，研究者参照质量改进干预中的过程评价方法，通过问卷收集各实施点的实施者特征、健康服务团队特征、干预的频率和强度、实施环境中的障碍与促进因素等指标，来辅助解释实施行为与实施结局之间的关系。过程评价能够帮助实施者在实施过程中调整实施策略或干预方法，以及评估和探索干预实施中利益相关人或被干预人群的体验。

条目 13：经济学评价也是实施性研究中需要考虑的结局。应从实施策略和干预措施两方面收集本次研究中的资源使用、成本消耗，为实施策略的推广、干预措施的采纳等提供必要的决策信息。

条目 14：描述样本量的合理性。为了保证评价方法的效力，实施性研究也需要报告样本数量及其计算方法。实施场所的数量和干预对象数量的计算应基于研究所使用的设计，并考虑依从性、预算限制等实用因素。在降低留置导尿管使用的实施性研究中，研究者估算样本量的方法为："基线留置导尿管使用率为 12%，预计将留置导尿管置入率降低到 9%，取检验效能 0.8、显著性水平 0.05，则每个时间点需要 1600 名住院患者"。

条目 15：阐述分析方法及选择原因，资料的分析方法也基于研究设计和研究假设进行报告。如降低留置导尿管使用的实施性研究中，对研究者使用频数和均数进行统计描述，应用单因素分析识别目标变量与留置导尿管使用率和留置时长的关联，构建多因素混合模型比较留置导尿管在干预前后的使用率，应用多变量负二项回归模型来比较干预前后留置导尿的持续时间，使用卡方检验分析干预前后实践人员对审查指标的依从率变化。

条目 16：任何预先设定的亚组（如多中心研究的不同中心，不同的临床特征或人口学特征群体之间），或者嵌套研究的亚组之间，应提前界定亚组分组方法和分析方法。

5. 结果

条目 17：从实施策略和干预措施两方面报告参与人员的特征（对应方法中的第 8 条）。在一项提高哮喘儿童护理结局的质量改进研究中，研究者将 43 个实施场所随机分为 22 个干预组和 21 个对照组，报告了两组场所的基本特征及其统计学差异。43 个实施场所中有 13 878 名哮喘儿童符合纳入标准，干预组有 53% 的儿童同意参与研究，对照组有 37% 的儿童同意参与研究，同意参与研究的两组儿童之间在人口学特征和基线哮喘程度方面没有统计学差异。与其他类型的干预性研究一样，也可使用流程图来描述实施场所和干预样本的招募、跟踪和流失情况（可参考群组随机对照试验的 CONSORT 声明流程图）。

条目 18：先报告实施策略的主要和其他结局，再报告干预措施的主要和其他结局（如有测量）。如极低出生体重儿母乳喂养的循证实践中，实施策略的主要结局为护士母乳喂养操作合格率，从实施指南前的 66.67% 提升为实施指南后的 97.87%，差异有统计学意义。干预措施的主要结局指标为母乳喂养相关指标，包括住院期间母乳喂养率、开始母乳喂养时间、母乳喂养比例，其他结局指标包括喂养状况、坏死性小肠结肠炎发生率、住院时间、出院胎龄等。研究者列表报告了两组患儿以上干预结局指标的测量值、统计量和 P 值。

条目 19：报告实施策略相关的过程数据，以反映其能够达到预期效果的原因。如在一项围手术期低体温预防及管理的循证实践中，研究者建立了规范化操作流程，新购置充气式加温仪 20 台、输液加湿器 40 台、医用恒温箱 2 台，并对护士进行了教育、培训及考核，将护士相关知识分数从 40.03 分提高到 85.12 分。购置设备的数量、护士的认知水平都是这一实施项目的过程指标。

条目 20 ～ 21：从实施策略和干预措施两方面报告资源使用、成本、经济结局分析（如有），如预先设置有亚组，应报告亚组结果及其代表意义。

条目 22：正如方法中条目 9 所提及的，在实施性研究中，为了适应不同场所的情境和偏好，研究者可对实施策略进行本土化的调整。因此结果中还应报告实施策略与前期计划的一致性（保真度），以及为了适应情境和偏好所做出的调整。如在提高哮喘儿童护理结局的质量改进研究中，所有研究场所在计划中均应完整参与所有实施策略，但实际参与情况差异很大。在 3 个学习环节中，出勤率逐渐下降，平均只有 42% 的场所提交了出勤表现数据。在干预层面，应报告核心干预措施与研究计划的一致性。如在推动盆底肌功能训练改善产后尿失禁的循证实践中，按照预期，产妇应该每日进行 3 次盆底肌功能训练，每次 30 分钟，但实际产妇的依从率会随着产后时间的推移而逐渐下降。

条目 23 ～ 24：报告可能影响结局的情境变化（如有），可用时间表、时间轴等来呈现实施过程中的关键情境变化（如激励政策、人员变动、媒体宣传等），以帮助读者分析实施的不同阶段取得不同效果的原因。报告研究中的任何不良后果或非预期结局，包括这些不良事件的数量和潜在的原因。图 6-1 呈现了实施性研究中的不同结局内涵及相互之间的关系。

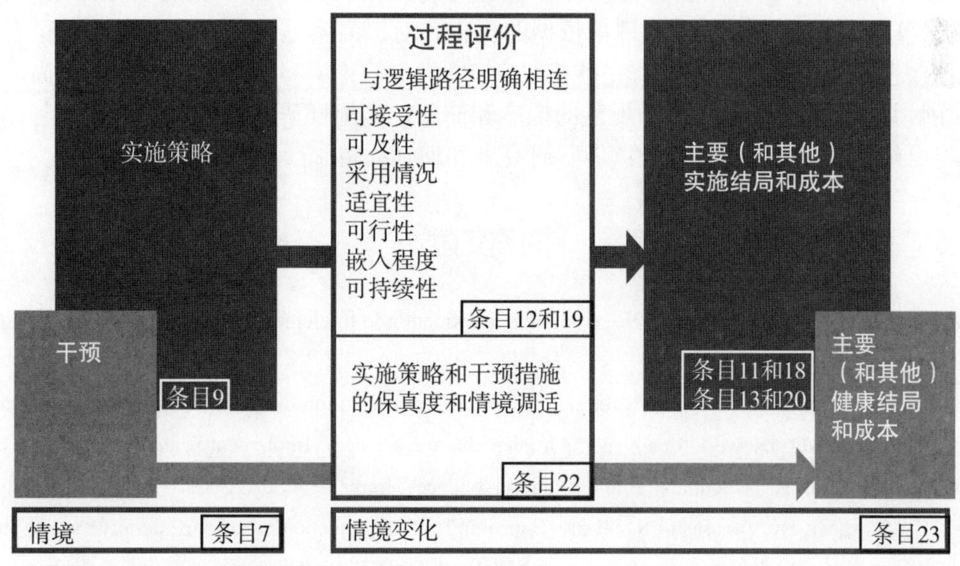

图 6-1　StaRI 中结局指标相关的条目及关系

引自：Pinnock H，Barwick M，Carpenter CR，et al. Standards for Reporting Implementation Studies（StaRI）：explanation and elaboration document. BMJ Open，2017，7（4）：e013318.

6．讨论

条目 25：讨论的报告结构应遵循投稿期刊的风格，但通常包括结果汇总、研究优势和局限性，以及与其他研究的对比，本研究的结论和对实践的影响。如“本次循证实践应用了《住院初生儿母乳喂养循证指南》中的 76 条证据。循证实践后，护士母乳操作规范化程度提高，患儿首次获得母乳的时间提前，全肠内喂养时间提前，母乳喂养量增加。家长母乳喂养的依从性提高，母乳喂养相关操作规范化，母乳质量安全得到保障。实践方案确立的流程、制度、工具等融入护士工作系统，并形成规范化的教育培训体系”。

条目 26：在讨论中，还应反思实施策略对政策、实践和后续研究的影响，以及干预措施对健康结局的益处。需要注意的是，讨论中应着重分析实施策略和干预措施的可持续性、可推广性和可应用性，为研究推广到其他情境中给出建议。如“本次成功实践离不开物力、人力的投入和领导力的支持。在人力上，设立母乳喂养教育护士岗位，加强对家长的教育工作，提高了家长的依从性，改善了患儿结局；增加主班护士参与配奶，保证了配奶工作的按时完成。在物力上，购买冷冻、冷藏存储冰箱，保证母乳院内存储空间，防止解冻，保障了母乳质量安全。购买小型的母乳加热设备，提高了护士操作的便利性和规范性，保存了母乳的有效成分。在领导力上，护士长与研究者共同制订培训方案，并承担督促、协调工作，有效推进了循证实践方案的实施”。

7. 通用

条目 27：报告研究的各项批准声明，如伦理审批、主管部门批准信息、试验或研究注册信息（是否可提供研究计划书）、研究资助信息、利益冲突等。虽然预先注册尚未成为实施性研究的常规要求，但已有越来越多的实施性研究预先发表研究计划书来提供更多的研究细节。

三、小结

StaRI 是一份基于 Delphi 法和专家共识的报告规范，为实施性研究提供了报告框架，有助于提高实施性研究报告的清晰度、一致性和完整性。StaRI 用实施策略和干预措施双轨的报告框架，将实施性研究中的两个关键因素区分开来，能够完整地呈现实施性研究的两方面结局。此外，StaRI 强调了实施性研究中方法论和理论依据的报告，对提高实施性研究的方法学质量有着促进意义。但该规范报告条目较多，目前完整按照 StaRI 报告的论文案例几乎难以找到，尚需要研究者们的可用性评价。随着 StaRI 报告规范的推广和使用，实施性研究的报告将不断完善，研究论文价值也将更好呈现，从而更容易被读者、研究者和期刊编辑阅读、引用和采纳。

参考文献

1. Bauer M S，Damschroder L，Hagedorn H，et al. An introduction to implementation science for the non-specialist. BMC Psychol，2015，3：32.
2. Damschroder L J，Aron D C，Keith R E，et al. Fostering implementation of health services research findings into practice：a consolidated framework for advancing implementation science. Implement Science，2009，4：50.
3. Eccles M P，Mittman B S. Welcome to Implementation Science. Implement Sci，2006，1（1）：1.
4. Emond Y E，Calsbeek H，Teerenstra S，et al. Improving the implementation of perioperative safety guidelines using a multifaceted intervention approach：protocol of the IMPROVE study，a stepped wedge cluster randomized trial. Implement Sci，2015，10：3.
5. Giles M，Graham L，Ball J，et al. Implementation of a multifaceted nurse-led intervention to reduce indwelling urinary catheter use in four Australian hospitals：A pre- and postintervention study. J Clin Nurs，2020，29（5-6）：872-886.
6. Homer C J，Forbes P，Horvitz L，et al. Impact of a quality improvement program on care and outcomes for children with asthma. Arch Pediatr Adolesc Med，2005，159：464–469.
7. Peters D H，Tran N T，Adam T，et al. Implementation Research in Health：A Practical Guide. World Health Organization，2013［2021-05-31］. https：//www.who.int/alliance-hpsr/resources/implementationresearchguide/en/.
8. Pinnock H，Barwick M，Carpenter C R，et al. Standards for Reporting Implementation Studies（StaRI）Statement. BMJ，2017，356：i6795.
9. Pinnock H，Barwick M，Carpenter C R，et al. Standards for Reporting Implementation Studies（StaRI）：explanation and elaboration document. BMJ Open，2017，7（4）：e013318.
10. Rycroft-Malone J，Burton C R. Is it Time for Standards for Reporting on Research about Implementation? Worldviews Evid Based Nurs，2011，8（4）：189-190.

11．van Dijk-de Vries A，van Bokhoven MA，Terluin B，et al.Integrating nurse-led Self-Management Support（SMS）in routine primary care：design of a hybrid effectiveness-implementation study among type 2 diabetes patients with problems of daily functioning and emotional distress：a study protocol．BMC Fam Pract，2013，14：77.

12．Xing W，Zhang Y，Gu C，et al．Pelvic floor muscle training for the prevention of urinary incontinence in antenatal and postnatal women：a best practice implementation project．JBI Database System Rev Implement Rep，2017，15（2）：567-583.

13．肖瑶，杨慧，胡娟娟，等．围手术期低体温预防及管理的循证实践．中华护理杂志，2019，54（9）：1302-1307.

14．邢唯杰，朱政，周英凤，等．实施研究的报告规范（StaRI）解读．中国循证医学杂志，2019，19（1）：97-101.

15．杨漂羽，张玉侠，胡晓静，等．极低出生体重儿母乳喂养的循证实践．中华护理杂志，2018，53（6）：656-661.

16．钟婕，周英凤．实施性研究的概述及应用进展．中华护理杂志，2018，53（7）：875-879.

（邢唯杰　宋　逸）